日本静脈経腸栄養学会認定試験
基本問題集

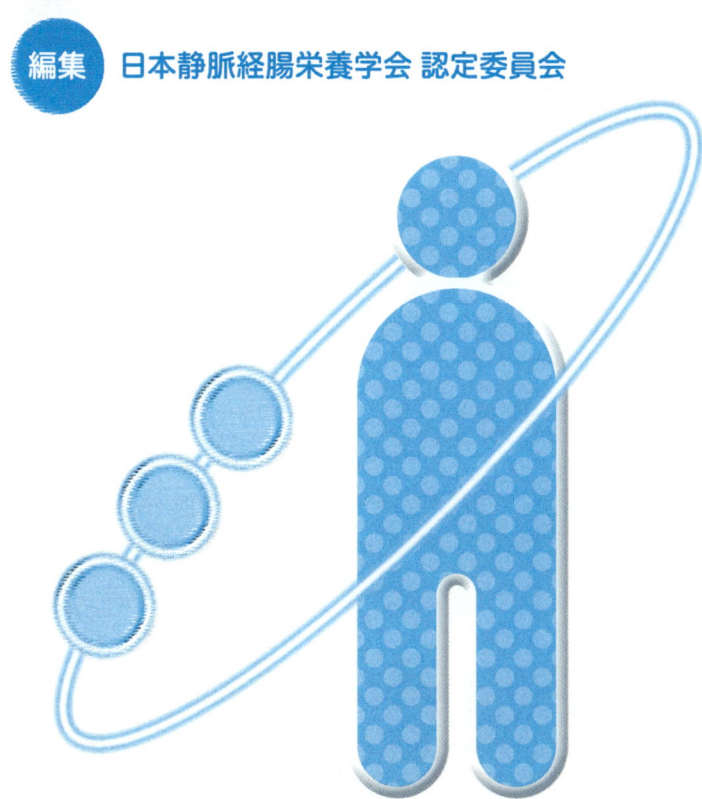

編集 日本静脈経腸栄養学会 認定委員会

南江堂

●編　集
　日本静脈経腸栄養学会 認定委員会

●監　修
　東口　髙志　　日本静脈経腸栄養学会 理事長

●責任編集
　岩佐　正人　　日本静脈経腸栄養学会認定資格検討委員会 委員長
　田中　芳明　　日本静脈経腸栄養学会認定医・指導医制度委員会 委員長

巻頭言

――質の高い栄養療法の実践と普及のために――

　2010年4月1日，世界に先駆けて「栄養サポートチーム（nutrition support team：NST）加算」が新設されました．しかも，2006年に先行して保険収載された「栄養管理実施加算」にて抽出された症例のなかでも特に重点的ケアが必要な患者に対する上乗せ加算として企画され，2つの加算を合わせた総合的な栄養管理システムをわが国に築くことを目的としています．これはまさしく，われわれが2001年に日本静脈経腸栄養学会（JSPEN）にNSTプロジェクトを設立し，NSTの普及活動を続けながら，診療報酬評価の上で望み続けてきた理想的な栄養管理体制であり，およそ10年の歳月の後にそれが実現されたことになります．そして，2010年にはわが国のNST稼働施設数は1,500を超え，発祥の地である米国を数の上では抜き去りました．また，2011年4月には「NST加算」取得施設も700施設に達し，2012年の診療報酬改正では「栄養管理実施加算」が入院基本料に含まれるようになり，世界初の栄養管理のルーチン化が行われ，加えて「NST加算」の対象施設の拡大がなされました．まさしくわが国は栄養管理大国として世界に通用する医療体制を築きつつあり，栄養療法には日本の医療政策上，なくてはならない重要なツールとして大きな期待が寄せられています．

　しかしながら，症例個々の栄養管理の上では未だ多くの問題点があることも事実であり，栄養学の進歩と栄養管理体制の普及を完全に一体化する努力を忘れてはなりません．そのためには，本書を勉強の糧とされるような若手医療人の皆様を正しく導くことが本学会のような学術集団の大切な勤めと感じております．JSPENはこれまで数多くのテキストブックを発刊し，その内容を踏まえた教育セミナーを各地で開催してまいりました．さらに皆様が身につけられた財産ともいうべき栄養療法の知識・技術を担保・保証する目的で，NST専門療法士認定制度を制定し，2011年には認定医・指導医制度を立ち上げました．このような認定制度は個々の栄養管理能力のみならず，わが国全体の栄養療法の質を支える重要な土台作りになります．『日本静脈経腸栄養学会 静脈経腸栄養ハンドブック』（南江堂，2011）は，これまでのテキストブックを最新のエビデンスを基にまとめあげたいわば集大成的な教科書です．そして次の段階として，先に述べましたNST専門療法士認定制度や認定医・指導医制度で求められる教育レベルとの整合性が必要となります．

　今回発刊いたします『日本静脈経腸栄養学会認定試験 基本問題集』は，そのような背景のもと，NST専門療法士認定制度および認定医・指導医制度を統括されています岩佐正人，田中芳明両理事が苦心されてまとめあげた秀作と自負しております．皆様がページをめくればそれは一目瞭然で，本書の解説は，『静脈経腸栄養ハンドブック』と完全に一体化しており，本当にわかりやすく，勉強するものの立場に立った編集がなされています．皆様が，本書ならびにこれまでのテキストブックの内容をしっかりと身につけていただき，われわれとともに明日の日本の栄養療法を支える一員になっていただければ幸甚です．

　最後になりましたが，本書の執筆，編集にご尽力いただきましたすべての方々に厚く御礼申し上げます．

2012年6月

日本静脈経腸栄養学会 理事長　東口髙志

序　文

　認定試験に関する問題集に関しまして，これまで会員の皆様から強いご要望をいただいており，加えて昨年度から認定医・指導医制度が発足しましたことを機に，この度『日本静脈経腸栄養学会認定試験 基本問題集』を発行いたしました．

　過去のNST専門療法士認定試験問題は，医師を含めた臨床栄養に関わるすべての医療従事者に有用な『日本静脈経腸栄養学会 静脈経腸栄養ハンドブック』（南江堂，2011）に準拠した内容が出題されておりますが，本問題集は過去問題に準拠した内容で，基本的に重要な部分を特に選択・抜粋し，総問題数を62問といたしました．「解説」や「関連する重要事項」の内容は，専門療法士試験，認定医試験の対策として有用になるよう執筆者にお願いし，充実したものになっております．これらの内容は原則，『静脈経腸栄養ハンドブック』内の参照頁を明記しておりますが，『静脈経腸栄養ハンドブック』では未だ不十分な項目，内容につきましては，極力詳細な解説をエビデンスに基づき，ご執筆いただいております．

　本問題集が試験対策のみでなく，各医療施設などでの講習会，研修会資料としても有効活用いただければ幸甚です．

　2012年6月吉日
　　　　　責任編集者
　　　　　　　日本静脈経腸栄養学会認定資格検討委員会 委員長　　岩佐正人
　　　　　　　日本静脈経腸栄養学会認定医・指導医制度委員会 委員長　田中芳明

目 次

第 1 章 栄養療法の基礎知識 ……………………… 1〜54

問 1〜25

第 2 章 栄養療法の基礎 ……………………… 55〜76

問 26〜35

第 3 章 経腸栄養法と静脈栄養法 ………… 77〜102

問 36〜47

第 4 章 病態下の静脈・経腸栄養法 ……… 103〜138

問 48〜62

索引 ……………………… 139〜143

凡 例

▶ **本文中の『ハンドブック』について**
　『日本静脈経腸栄養学会 静脈経腸栄養ハンドブック』（南江堂，2011）を示します．
　「（☞**ハンドブック**；p ○○）」の形で呈示される頁数は，上記『ハンドブック』中の参照頁です．

▶ **青太字の表記**
　設問の選択肢中に登場する，試験対策に必須の語句を青太字で示しています．同一設問中で複数回呈示される語句については，原則初出箇所のみ青太字としています．

▶ **黒太字の表記**
　設問に関連した重要語句を黒太字で示しています．

栄養療法の基礎知識 1章

問 1

摂食・嚥下の最初の段階はどれか

a. 先行期
b. 準備期
c. 口腔期
d. 咽頭期
e. 食道期

◆ 解 説

摂食・嚥下の時相を問う問題である．どこが障害されるとどのように経口摂取が困難になるかを理解する必要がある．

1. 摂食・嚥下の時相

時間の流れを表す際に，「期」（stage）と「相」（phase）という表現が用いられる．「期」とは神経・筋肉の働きに注目した表現であり，どこがどのように働いているかをみている．「相」とは食塊の動き（位置）に注目したものであり，食塊がどこにあるかをみている．**嚥下障害**では，「期」と「相」がずれることによって，**嚥下運動**において食塊があるべきでないところにあるという現象が生じ，誤嚥につながる危険性がある．

2. 摂食・嚥下の流れ （☞ハンドブック；p4, 5）

経口摂取するときは，以下の流れに沿って食物を摂取している．
①**先行期**（認知期）：見た目，匂いなどで食物を認識し，食べる量を決定する．
②**準備期**（咀嚼期）：開口して食物を取り込み，咀嚼して食塊を形成する．
　ここまでが摂食の段階である．以下が嚥下の段階となる．
③**口腔期**：食塊を舌で咽頭へと送り込む．
　ここまでは随意運動である．
④**咽頭期**：軟口蓋が挙上して口腔と鼻咽腔の間を閉鎖し，舌根が下方へ移動して口腔内圧が上がり，食塊が咽頭へ移動する．食塊が咽頭に入ると不随意運動（嚥下反射）によって舌根は咽頭後壁に押し付けられ，咽頭の蠕動運動によって食塊が下方に送られる．このとき舌骨と喉頭が挙上して，喉頭蓋が下方に回転して気道を塞ぎ，食塊の喉頭への流入を防ぐ．また，輪状咽頭筋が弛緩して食道入口部が開き，食塊が咽頭から食道に送り込まれる．
⑤**食道期**：食塊が食道の蠕動運動と重力によって胃に送り込まれる．

3. 摂食・嚥下障害 （☞ハンドブック；p419）

摂食・嚥下の「期」と「相」がずれると，摂食・嚥下障害が起こる．
①**摂食障害**：高次脳機能障害（認知障害）によって先行期が障害されたり，開口障害や咀嚼障害など口腔器官に問題があり準備期が障害されることによって起こる．
②**嚥下障害**：（ⅰ）口腔期において食塊の送り込みが早すぎると，喉頭蓋が気道を閉鎖する前に食塊（主に液体）が流入して誤嚥する危険性が高い．また，送り込みが遅延するといつまでも食塊が口腔内に貯留して飲み込むことができない．（ⅱ）咽頭期ではどの段階が障害されても食塊が気道に流入して誤嚥する危険がある．また，飲み込むときに誤嚥しなくても咽頭から喉

頭にかけて食塊が残留し，後で気道に流入して誤嚥することがある．(ⅲ) 食道期では蠕動が弱い場合，腹圧が上がった際に喉頭まで食塊が逆流する危険がある．

4. 摂食・嚥下機能の評価（☞ハンドブック；p421）

経口摂取を安全かつ円滑に進めるためには，摂食・嚥下機能を正しく把握して対応しなければならない．主な機能評価方法を下記に述べる．

a. **スクリーニング法**：ベッドサイドで行える検査で，嚥下やムセの様子をみて判断する．
  ① **反復唾液嚥下テスト法（repetitive saliva swallowing test：RSST）**：患者に空嚥下を反復させて，30秒間に2回以下であれば嚥下障害を疑う．
  ② **改訂水飲みテスト（modified water swallow test：MWST）**：3 mLの冷水を口腔内に入れて，嚥下反射誘発の有無，ムセ，呼吸の変化を評価する．
  ③ **フードテスト（food test）**：少量（3〜4 g）のプリンなどを使って同様の評価を行う．

b. **画像検査**：スクリーニング検査では不顕性誤嚥がわかりにくいので，誤嚥が疑われる場合には，客観的な画像検査を行うことが望しい．
  ① **嚥下造影検査（video fluoroscopy：VF）**：X線の透視機器を用いる．検査食に造影剤を加えて飲み込んでもらい，透視画像で嚥下の状態を観察する．
  ② **嚥下内視鏡検査（video endoscopy：VE）**：細い内視鏡を鼻腔から咽頭部に挿入して食物を嚥下してもらい，どのように通過するか，どれくらい食物が残留するかを観察する．

5. 摂食・嚥下機能訓練（☞ハンドブック；p425）

嚥下訓練には，食物を使わない**間接嚥下訓練（基礎訓練）**と食物を使う**直接嚥下訓練（摂食訓練）**がある．いずれの訓練も，訓練を行う前に前述した摂食・嚥下機能評価を行い，訓練の内容と進め方を検討する．

解 答 ■■■ a

a→b→c→d→e の順番で摂食・嚥下がなされる．
a. 先行期
b. **準備期**
c. **口腔期**
d. **咽頭期**
e. **食道期**

◆ 関連する重要事項

経口摂取を開始する際には摂食・嚥下機能を十分確認しておくことが重要である（☞ハンドブック；p419〜428）．障害の程度に応じた栄養療法を選択し，摂食・嚥下リハビリテーションを行いながら適宜再評価して，栄養治療計画を見直し，安全・確実・楽しい経口摂取を目指す．

参考文献
1) 鎌倉やよいほか：嚥下障害ナーシング，鎌倉やよい（編），医学書院，東京，2000
2) 藤島一郎：脳卒中の摂食・嚥下障害，医歯薬出版，東京，2001

問2 胃について正しいのはどれか

a. 出口を噴門と呼ぶ．
b. 粘膜は扁平上皮である．
c. 主細胞から塩酸を分泌する．
d. 輪状筋と縦走筋を有する．
e. 交感神経刺激で運動は促進される．

◆ 解説

　　　胃の解剖と生理機能の基本的問題である．必須の知識であり，胃切除後あるいは胃瘻造設後の管理の理解にも重要であり，テキスト・文献などで十分に理解しておくことが必要である．

1. 胃の肉眼的解剖，部位名称（☞ハンドブック；p6〜9）

　　　胃は，食道に続いて存在する嚢状の臓器であり，その大部分が左上腹部にある．胃の部位の名称については，諸家により一定しない部分もあるが，一般に図1に示すごとくである．胃の入り口を**噴門**，出口を**幽門**と呼び，いずれにも逆流防止機能が備わっている．一般的に成人における胃の容量は1,400mLとされている．
　　　胃に分布する動脈は腹腔動脈の枝であり，図2のごとくである．腹腔動脈から直接分岐した左胃動脈，固有肝動脈から分岐した右胃動脈が，小弯側から胃に流入する．胃十二指腸動脈から分岐した右胃大網動脈，脾動脈から分岐した左胃大網動脈，短胃動脈は，大弯側から流入する．静脈は同名静脈（左胃静脈は冠静脈とも呼ばれる）からほぼすべて門脈系に注ぐが，噴門部の一部は下横隔膜静脈や半奇静脈系を介して上大静脈と吻合があり，これらが門脈圧亢進時に食道静脈瘤や胃静脈瘤となる．

2. 胃の組織学的構造，組織像（☞ハンドブック；p8）

　　　胃壁は内側から粘膜，粘膜下層，筋層，漿膜からなり（☞ハンドブック；p8，図9「胃壁の構

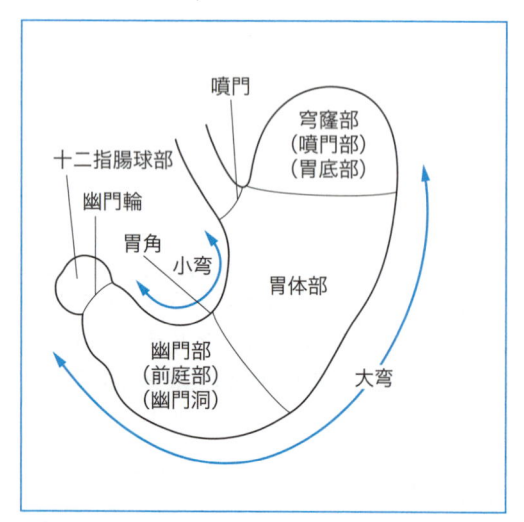

図1 胃の各部位の名称（☞ハンドブック；p7） 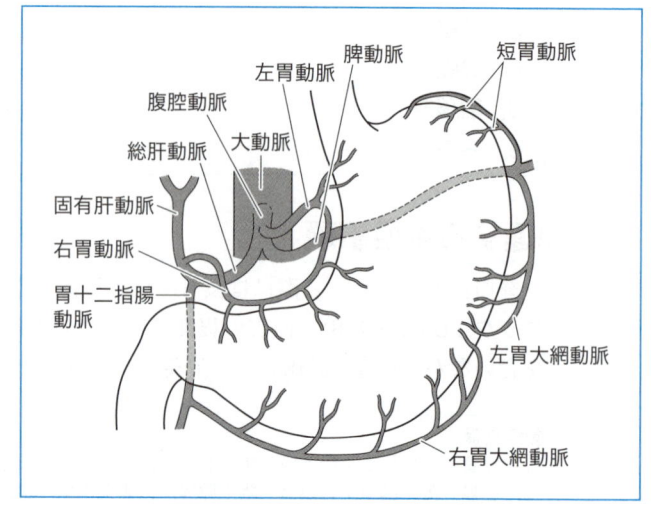　　**図2** 胃の血管支配（☞ハンドブック；p9）

造」），**粘膜**は**単層円柱上皮**によって覆われる．粘膜固有層には胃底腺，幽門腺，噴門腺が存在し，1日約1.5～2.0Lの胃液を分泌する．胃底腺は胃の大部分に分布し，**主細胞**（ペプシノーゲン分泌），壁細胞（傍細胞；**塩酸分泌**），副細胞（粘液分泌）からなる．幽門腺にはガストリンを分泌するG細胞がある．噴門腺は噴門付近にあり粘液を産生する．胃の筋層はよく発達しており，外層が**縦走筋**，中層が**輪状筋**，内層は**斜走筋線維**からなる．幽門で筋層は肥厚して輪状の幽門括約筋を形成する．

3. 胃の神経支配（☞ハンドブック；p9）

胃は副交感神経である迷走神経と，交感神経である内臓神経の支配を受けている．一般に胃酸分泌と胃の運動は**副交感神経刺激**が促進的に働き，**交感神経刺激**は抑制的に働く．

4. 胃の機能（☞ハンドブック；p9, 10）

胃の主な働きは，食道から送られてくる食物の貯留・混合・排出であり，アルコール以外の吸収は行わない．ペプシノーゲンと塩酸とを混合し，タンパク質の消化を一部担っている．

解 答 … d

- a. 出口を~~噴門~~ **幽門**と呼ぶ．
- b. 粘膜は~~扁平上皮~~ **単層円柱上皮**である．
- c. 主細胞から~~塩酸~~ **ペプシノーゲン**を分泌する．
- d. 輪状筋と縦走筋を有する．
- e. ~~交感神経刺激~~ **副交感神経刺激**で運動は促進される．

◆ 関連する重要事項

1. 下部食道括約筋部（lower esophageal sphincter：LES）

食道には生理的狭窄部が食道入口部，左気管支の交差部，横隔膜食道裂孔部の3箇所あり，いずれの狭窄部も括約筋構造はないが，食道入口部と横隔膜食道裂孔部は括約筋作用があり，後者をLESと呼ぶ．LESは，横隔膜の食道裂孔を形成する筋束や胃の斜走筋（Willis胃斜走筋），横隔膜食道靱帯とその周辺構造によるものと解釈され，胃内容物の食道への逆流を防止する．吸気時に，腹腔側は陽圧，胸腔側は陰圧を示し，この境界（呼吸変換点）がLESに一致する．

2. 胃食道逆流症（gastroesophageal reflex disease：GERD）

胃底部胃壁の伸展や，脂肪を含む食事による十二指腸粘膜からのコレシストキニン（cholecystokinin：CCK）分泌亢進により，嚥下時以外に食道体部の蠕動運動を伴わないLESの弛緩が起こる．これを一過性LES弛緩（transient lower esophageal sphincter relaxation：TLESR）という．したがって軽症GERDでは，胃食道逆流は日中の食後に起こりやすい．

一方，基質的な病態ではLESの正常な収縮と閉鎖が保てなくなっていると常時逆流が起こりやすくなり，特に夜間睡眠中は臥位となるため逆流が起こりやすく，重症GERDに多くみられる．

参考文献
1) 西巻 正：標準外科学，第11版，北島政樹ほか（編），p521-523，医学書院，東京，2007
2) 眞部紀明ほか：食道胃接合部の逆流防止機構．臨消内科 23：71-79, 2008

問 3

正しいのはどれか

- a. 迷走神経刺激により胃酸分泌は亢進する.
- b. ガストリンは胃酸分泌を抑制する.
- c. 食物が胃に到達しないと胃酸分泌は生じない.
- d. 十二指腸液は酸性である.
- e. ペプシンは十二指腸粘膜から分泌される.

◆ 解 説

栄養療法を理解するための基礎知識として，食物中の栄養素を吸収可能な大きさの分子に分解する消化機能に関わる機構を理解することが必要である.

1. 胃酸分泌 （☞ハンドブック；p24, 25）

食物が胃に入ると，胃の特に体上部の筋肉の緊張が緩み膨大する（受容体弛緩）. 胃は食道と異なり，一時的に食べた食物を蓄積し，小腸以下での食物の消化と吸収が円滑に行われるように適切に処理する機能を有しているため，送り込まれた食物を十分受容し得るように弛緩する必要がある. このように平滑筋の弛緩に伴う伸展，食物の味や匂いによる**迷走神経刺激**，食物に含まれる芳香族アミノ酸による**ガストリン**分泌，ガストリンによる enterochromaffin-like（ECL）細胞からの**ヒスタミン**分泌などの機構によって，酸分泌が亢進する. 胃酸は pH 1 前後の酸で，胃底腺に含まれる**壁細胞**から分泌される. 壁細胞のもう 1 つの重要な分泌産物は，ビタミン B_{12} の吸収に重要な役割を果たす**内因子（intrinsic factor：IF）**である. 食物のビタミン B_{12} は胃粘膜から分泌される R 結合タンパク（haptocorrin）と結合するが，これが膵酵素の働きで分解されると IF と結合して，回腸末端の IF 受容体を介して吸収される. 吸収されたビタミン B_{12}-IF 複合体は分解され，ビタミン B_{12} は細胞内の輸送タンパク（transcobalamin II）と結合して血中に運ばれる. 胃底腺には，タンパク質分解酵素である**ペプシノーゲン**を分泌する主細胞も数多く存在している. ペプシノーゲンは pH 3～4 以下の酸性条件で活性化されタンパク質を分解する. 胃には脂質を分解する**リパーゼ**も分泌される.

胃液の 1 日分泌量は 2,000～2,500mL である. 胃液分泌の相は，①脳相，②胃相，③腸相の 3 相に分けられる. 脳相では食物の刺激（見た目，味，匂いなど）が大脳を介して迷走神経に伝わり，迷走神経末端から**アセチルコリン**を分泌し，酸分泌が促進する. 胃相では迷走神経を介して酸を分泌し，食物の物理化学的刺激がガストリン，ヒスタミンを介して酸分泌を促進する. 腸相では食物が十二指腸に入ると粘膜内の**セクレチン**などのホルモンを分泌し，胃粘膜の D 細胞からの**ソマトスタチン**分泌を刺激する. ソマトスタチンは D 細胞に近接する壁細胞からの酸分泌を抑制する.

2. 十二指腸液の pH （☞ハンドブック；p32）

膵臓は外分泌腺として消化酵素を大量に含み，強アルカリ性の膵液を分泌する. 膵液は主に食事摂取によって分泌が刺激され，1 日の分泌量は約 1,500mL である.

膵液の pH は 8.0～8.3 の強アルカリで，十二指腸に流入する胃酸を中和し，中性領域を至適 pH とする膵酵素の活性を保つ. 膵液の強アルカリ性は，腺房中心細胞，介在部および小葉管導管が分泌する重炭酸イオンによる.

したがって，膵液と胆汁が**十二指腸液**の主成分であり，一般に，肝胆汁のpHが7.1〜8.5であるから，食物や胃液（胃酸）の流入がないとすれば十二指腸液はアルカリ性である．

3. 胃の分泌機能 （☞ハンドブック；p8）

胃底腺は胃の大部分に分布する単一腺管で，主細胞，壁細胞（傍細胞），副細胞からなる．主細胞はペプシノーゲン，壁細胞は塩酸，副細胞は粘液を分泌する．

ペプシノーゲンは塩酸を含む胃液中に分泌されると，pHの低下により活性型の**ペプシン**となる．ペプシンの酵素活性における至適pHは2.0前後の強酸性である．

解　答　■■■　a

a. 迷走神経刺激により胃酸分泌は亢進する．
b. ガストリンは胃酸分泌を ~~抑制する~~ **亢進させる**．
c. 食物が胃に ~~到達しないと胃酸分泌は生じない~~ **到達しなくても胃酸分泌が生じる**．
d. 十二指腸液は ~~酸性~~ **アルカリ性**である．
e. ~~ペプシンは十二指腸粘膜から分泌される~~ **胃の主細胞から分泌されたペプシノーゲンは，塩酸によりペプシンとなる**．

◆ 関連する重要事項

栄養素の消化・吸収に関与する消化器の解剖および生理を理解することなく，適切な栄養療法を導入することは不可能である．特に，各臓器・組織から分泌される消化液，消化管ホルモンの役割を十分に理解する必要がある．

参考文献

1) 菅野健太郎：機能と構造を学ぶ，消化管．議事録 消化器学，上西紀夫ほか（編），メジカルビュー社，東京，p2-24，2005
2) 佐々木大輔：消化管・膵・腹膜の疾患．内科学，第8版，杉本恒明ほか（編），朝倉書店，東京，p916-920，2003
3) 下瀬川　徹：機能と構造を学ぶ，膵臓．議事録 消化器学，上西紀夫ほか（編），メジカルビュー社，東京，p40-47，2005

問 4

胃から吸収されるのはどれか

a. グルコース
b. アミノ酸
c. 中性脂肪
d. エタノール
e. 葉酸

◆ 解 説（☞ハンドブック；p23～27）

　　本問は消化管から吸収される栄養素に関する知識について問うものである．ここでは関連した知識として，消化管からの栄養素の消化と吸収について解説する．

1. 消化と吸収

　　摂取された食物は，そのままの形では消化管粘膜から吸収されないため，吸収が可能となる最小の形態にまで分解される必要があり，それを**消化**という．消化は，咀嚼や胃腸の蠕動運動による食物と消化液（唾液，腸液，胆汁，膵液）の混和，および消化液内の消化酵素による食物の分解からなる管腔内消化と，**管腔内消化**では消化されないものを消化管絨毛上皮で吸収可能なレベルまで小腸微絨毛内の消化酵素によって消化する**膜消化**に分けられる．消化された栄養素を消化管粘膜から血液またはリンパ液中に取り入れることを**吸収**という．

2. 消化管の解剖と消化・吸収に関する生理機能

　　消化管は口腔から肛門に至る消化，吸収，排泄をつかさどる一連の臓器の総称である．口腔，咽頭，食道，胃，小腸，大腸の消化管と，主として消化を補助する唾液腺，肝臓，胆囊，膵臓などの付属器官，そして歯，舌などの特殊装置から構成される．以下では，特に口腔から大腸までの管腔内での消化と吸収について述べる．

a. 口　腔

　　口腔では食物を取り入れ，咀嚼によって細かく砕き，さらに唾液と混和させる．唾液中にはアミラーゼが含まれている．アミラーゼにより，デンプンはデキストリンやマルトースに分解される．

b. 胃

　　胃は 3 層の筋層からなり，内面は単層円柱上皮である胃粘膜で覆われるが，粘膜固有層には部位により異なる分泌機能をもつ腺組織が存在する．胃腺には主細胞・傍細胞・副細胞の 3 種類の細胞が存在し，主細胞はタンパク分解酵素であるペプシノーゲン，傍細胞は塩酸，副細胞は粘液を分泌する．噴門，胃体と胃底，幽門の腺組織は，それぞれ噴門腺・胃腺・幽門腺と呼ばれ，噴門腺と幽門腺からは主として粘液が分泌され，胃腺からは胃液が分泌される．胃体部腺領域と幽門腺領域の移行部は潰瘍の好発部位である．胃には吸収する機能はほとんどないが，**アルコール（エタノール）は胃から吸収される**．

c. 小　腸

　　胃に続く管状の器官で，生体では平滑筋の収縮のために長さ 3 m にも満たないが，人為的に延ばすと 6～7 m に達する．小腸は幽門に続いて始まり，十二指腸，空腸，回腸と腹腔内を蛇行して，右腸骨窩で大腸に開口する．小腸では，胃から出た粥状の内容物が十二指腸において，胆管および主膵管の開口部である Vater 乳頭から分泌される肝臓から胆囊を経由した胆汁および膵臓か

らの膵液と混和され，これらの胆汁・膵液中の酵素により炭水化物，タンパク質，脂肪は吸収可能な状態にまで分解される．

また小腸では，消化された食物塊を蠕動により下方に移動し，その間に各種栄養素の吸収が行われる．小腸各部の粘膜は，輪状襞とさらに微細構造である腸絨毛により，より広い吸収面積を確保している．微絨毛の中には，毛細血管やリンパ管が数多く存在し，糖質，アミノ酸，ミネラルなどの水溶性物質は毛細血管→門脈→肝臓へと輸送される．一方，脂肪の多くは，小腸壁で再合成され，リンパ管→乳び槽→胸管→静脈角（左内頸静脈と左鎖骨下静脈の合流点）を経て静脈血に混じる．

栄養素のほとんどが小腸で吸収されるといっても過言ではない．**糖質や鉄，カルシウム**は十二指腸下部～近位空腸，**ビタミン**は水溶性，脂溶性ともに近位空腸，**タンパク質（アミノ酸，ペプチド），脂肪**は空腸，**ビタミンB₁₂**や**胆汁酸塩**は遠位空腸～回腸で主に吸収される（問5の図1参照）．

d．大　腸

大腸は，盲腸，結腸，直腸の3つの部分から構成される管腔臓器で，小腸よりも太く，長さは1.5m程度である．大腸では，腸液の分泌や栄養の吸収などは小腸ほど行われない．大腸の主な機能は，水分の吸収と腸内細菌による食物繊維の発酵である．

食物繊維は多糖類からなり，大腸内の腸内細菌によって嫌気的に発酵し，そのかなりの部分がプロピオン酸や酪酸などの短鎖脂肪酸に変換される．また，腸内細菌の活動によって生成されるビタミン（ビオチン）があることも知られている．小腸組織の栄養補給は動脈血によってまかなわれるが，大腸では，発酵で生成された短鎖脂肪酸が大腸粘膜組織から直接吸収され，上皮細胞の増殖や粘液の分泌，水やミネラルの吸収のためのエネルギー源として直接利用される．また余剰となった短鎖脂肪酸の一部は血流に乗り，肝臓や筋肉，腎臓などの組織でエネルギー源や脂肪合成の材料として利用される．

解答　d

- a．グルコース　→十二指腸～近位空腸で吸収
- b．アミノ酸　→空腸で吸収
- c．中性脂肪　→空腸で吸収
- d．エタノール
- e．葉酸　→空腸で吸収

◆ 関連する重要事項

消化吸収の場である胃腸が手術で切除されたり，疾患によりダメージを受けている場合，欠落したり機能不全のある部分に応じて各種栄養素の吸収障害が生じるリスクがあることを認識して栄養評価を行う（☞ハンドブック；p338）．

参考文献
1）大熊利忠ほか（編）：キーワードでわかる臨床栄養，改訂版，羊土社，東京，2007
2）大谷　順：グレード別栄養士スキルブック：消化管．臨栄 **105**：438-443，2004

問 5

消化・吸収について正しいのはどれか

a. タンパク質は消化管内ですべてアミノ酸にまで分解される.
b. 二糖類は膜消化を受けて吸収される.
c. 中性脂肪はグリセリンと脂肪酸に分解されて，腸間膜のリンパ管に移行する.
d. 鉄は回腸末端で吸収される.
e. ビタミンB_1は回腸末端で吸収される.

◆解 説

栄養素の消化・吸収様式と各栄養素の吸収部位を正しく理解しておく．手術による臓器欠落や疾病による消化・吸収障害への対応に必要な知識である．

1. 糖質とペプチドの膜消化

小腸の粘膜上皮の刷子縁には，**二糖類分解酵素（disaccharidase）**やジペプチド分解酵素（dipeptidase），アミノペプチダーゼ（aminopeptidase）などが発現している．これらによって，消化の最終段階である膜消化が営まれる．炭水化物は**単糖類**となって，ペプチドは**アミノ酸**にまで分解され，門脈血中に入る．

2. 中性脂肪の消化・吸収と血液内への流入

中性脂肪（トリグリセリド）からは，十二指腸より肛門側の腸管内でリパーゼの触媒を受けて脂肪酸が外れていく．その結果，脂肪酸とジグリセリド，モノグリセリド，グリセリン（グリセロール）となる．なお，脂肪の消化は不完全であり，トリグリセリドのままでも吸収される．しかし，中性脂肪の2/3はモノグリセリドまで，残りの1/3はグリセリンと脂肪酸にまで分解されて吸収される．

小腸上皮に脂肪酸のなかで炭素数が12個以下の中鎖脂肪酸は，小腸上皮に取り込まれたのち門脈血中に入る．一方，他の大半の脂肪酸は腸粘膜内で**再びトリグリセリドに合成**される．それにアポタンパク，リン脂質，コレステロールなどが結合し，**キロミクロン**と呼ばれる大きな脂肪粒子となって**リンパ管内に入る**．腸間膜内のリンパ管は胸管に合流し，胸管は左鎖骨下静脈と左内頸静脈の合流部（静脈角）で静脈内へ入る．

3. 各種栄養素の吸収部位 （☞ハンドブック；p23～27）

消化管における各種栄養素の吸収部位が判明している（図1）．鉄の吸収部位は十二指腸，ビタミンB_1の吸収部位は小腸全体である．

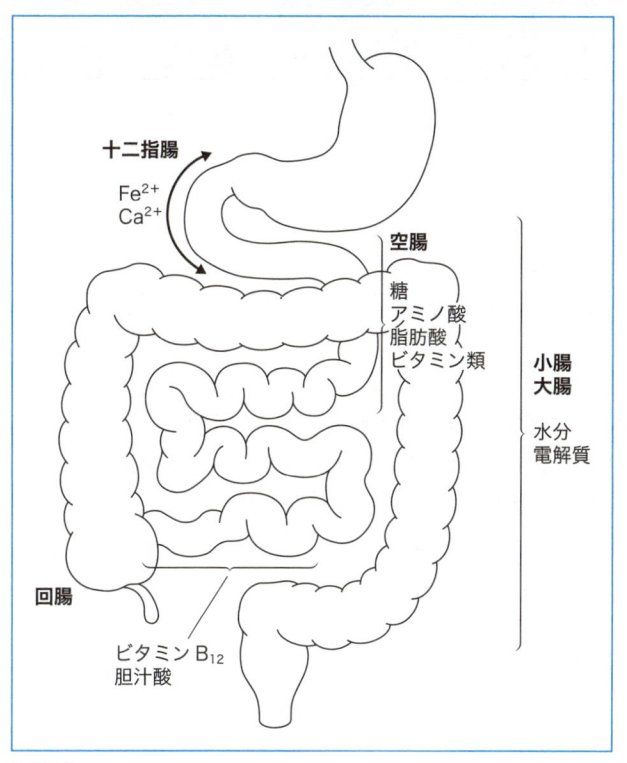

図1 小腸における栄養吸収 （☞ハンドブック；p26）
［菅野健太郎：機能と構造を学ぶ．講義録 消化器学，上西紀夫ほか（編），メジカルビュー社，東京，p2-24, 2005］

解答 ... b

a. タンパク質は消化管内で**すべてアミノ酸にまで分解される** アミノ酸，ジペプチド，オリゴペプチドに分解される．
b. 二糖類は膜消化を受けて吸収される．
c. 中性脂肪は**グリセリンと脂肪酸に分解されて** **吸収されたのちトリグリセリドに再合成され，キロミクロンの構成成分となり**，腸間膜のリンパ管に移行する．
d. 鉄は**回腸末端** 十二指腸で吸収される．
e. ビタミンB_1は**回腸末端** 小腸全体で吸収される．

◆ 関連する重要事項

手術によって消化管が切除されていたり，消化管内容の経路が変更されている症例では，特定の栄養素の欠乏が生じ得る．欠乏が予想される栄養素の補充法もしっかり理解しておく必要がある．

参考文献
1) 菅野健太郎：機能と構造を学ぶ．講義録 消化器学，上西紀夫ほか（編），メジカルビュー社，東京，p2-24, 2005

問 6

正しいのはどれか

a. グロブリンは肝臓で合成される．
b. 中鎖脂肪酸は経門脈的に肝臓に運ばれる．
c. 胆汁中にはリパーゼが含まれる．
d. 肝グリコーゲンは長期飢餓時のエネルギー源となる．
e. 高ビリルビン血症は肝性脳症の原因である．

◆ 解 説

　肝臓の機能に関連する問題である．肝臓は人体最大の臓器であり，消化管からの血流をまとめて処理する門脈が流入する（☞ハンドブック；p11）．代謝の中心であると同時に胆汁の生成と分泌という外分泌機能も持っており，栄養学上，十分な認識が必要である（☞ハンドブック；p30，31）．解剖学的な議論以外は，以下で「肝」と表現する．

1．肝の代謝機能

　三大栄養素の代謝のほか，ビリルビン・薬物・ホルモンの代謝も担う（☞ハンドブック；p29，表 1「肝臓の主な機能」）．

a．糖質代謝

　腸管から吸収され，門脈から輸送された糖質，特にグルコースは効率よく肝細胞に取り込まれ，貯蔵型炭水化物のグリコーゲンに合成される．**グリコーゲン**は肝のほか筋にも存在するが，総量は約 500～800g と少なく，絶食・飢餓時にはグルコースへと変換され，**2 日以内に枯渇する**．
　グリコーゲンは**短期飢餓**時のエネルギー源である（☞ハンドブック；p86）．肝は筋で生じたアラニンからグルコースを合成して筋に供給する（グルコース・アラニン回路）．

b．脂質代謝

　肝はほとんどすべての脂質代謝回路を持っている．門脈から供給される**中鎖脂肪酸**は速やかに肝細胞に移行し，アシル CoA となってカルニチン非依存性にミトコンドリア内へ移行，速やかに酸化される．エネルギー源として効率の良い脂肪酸である．グルコースから脂肪を合成し，VLDL（very low density lipoprotein）として血中に放出する機能も重要である．

c．タンパク代謝

　グロブリン以外のほとんどのタンパクを合成して他の組織に供給する（グロブリンは腸管上皮細胞・リンパ球で合成される）．**アルブミンの合成**は特に重要であるが，侵襲時には炎症・免疫タンパクの合成が優位となり，その結果 CRP（C 反応性タンパク）と逆相関して低下する．
　アミノ酸の分解によって生じる**アンモニア**も肝の尿素回路で処理される．肝不全などでは高アンモニア血症が発現し，意識障害の原因となる．肝不全では，芳香族アミノ酸（aromatic amino acid；AAA；フェニルアラニン，トリプトファン）と分岐鎖アミノ酸（branched chain amino acid；BCAA；バリン，ロイシン，イソロイシン）の不均衡が起きる．肝での AAA の分解低下と BCAA の合成低下により，血中 AAA 濃度の上昇と BCAA 濃度の低下が生じ，Fisher 比（BCAA/AAA）は低下する．脳細胞へ AAA が流入し，**肝性脳症**を起こす．BCAA の投与により AAA の脳移行が抑制され，意識の改善がみられる（☞ハンドブック；p350，351）．

d. ビリルビン代謝

　肝は老化した赤血球を処理し，ヘモグロビンからビリルビンを合成して胆汁中に排泄する．溶血が亢進すると溶血性の**高ビリルビン血症**（溶血性黄疸）が出現する．高ビリルビン血症のみでは意識障害の原因とはならない．

2. 肝の外分泌機能

　肝はコレステロールから胆汁酸を合成し，ビリルビンとともに胆汁として胆管へ排泄する．胆汁酸は一部が再吸収されて肝へ戻る（腸肝循環）．胆管が閉塞すると胆汁が肝細胞に逆流し，閉塞性の高ビリルビン血症（閉塞性黄疸）が出現する．**胆汁酸は摂食された脂肪を乳化し，膵液に含まれるリパーゼによる加水分解を促進する．**

解 答 ... b

a. ~~グロブリン~~ **アルブミン**は肝臓で合成される．
b. 中鎖脂肪酸は経門脈的に肝臓に運ばれる．
c. ~~胆汁~~ **膵液**中にはリパーゼが含まれる．
d. 肝グリコーゲンは~~長期~~ **短期**飢餓時のエネルギー源となる．
e. ~~高ビリルビン~~ **高 AAA または高アンモニア**血症は肝性脳症の原因である．

◆ 関連する重要事項

　脂肪の消化・吸収・分布に関する知識も重要である．**長鎖脂肪**は腸管腔内で脂肪酸とグリセロールに加水分解された後に吸収され，腸管上皮細胞内で脂肪に再合成，リン脂質で被われ，アポタンパクを結合して原始カイロミクロンとしてリンパ管へ放出される．カイロミクロンは胸管から大循環に入り，末梢組織で利用される．**中鎖脂肪**は加水分解されて吸収され，脂肪酸のまま門脈へ移行，肝へ送られる．中鎖脂肪の特徴を**表 1**に示した．

表 1　中鎖脂肪の特徴

1. 中鎖脂肪酸［炭素鎖の炭素数が 8, 10 (, 12)］とグリセロールのエステル
2. 腸管内加水分解速度が長鎖脂肪の 4～5 倍
3. 再エステル化を受けず，脂肪酸のままで血中（門脈中）に転送，肝細胞で直接代謝される
4. 細胞内では，カルニチン非依存性にミトコンドリアに入り，β酸化を受ける
5. 代謝速度が速いので，急速・大量投与ではケトン体増加の危険あり
6. 過酸化脂質の基質とはならない
7. 生理活性物質としての作用はない

参考文献

1) Murray RK et al：中間代謝の概観．ハーパー生化学，第 25 版，上代淑人（監訳），丸善，東京，p190-192，2001
2) Murray RK et al：糖新生と血糖の調節．ハーパー生化学，第 25 版，上代淑人（監訳），丸善，東京，p231-232，2001
3) Murray RK et al：消化および吸収．ハーパー生化学，第 25 版，上代淑人（監訳），丸善，東京，p719-721，2001

問7

正しいのはどれか

a. 胆汁は1日約200mL分泌される．
b. 胆汁酸は回腸末端部で再吸収される．
c. コレシストキニンはOddi括約筋を収縮させる．
d. 膵液は1日約500mL分泌される．
e. 膵液のpHは中性である．

◆解説

　胆汁と膵液の生理に関する問題である．消化吸収機構を理解するうえで必要な知識であり，テキストと併せて理解しておく必要がある．

1．胆汁の生成と分泌（☞ハンドブック；p30，31）

　胆汁は乳化，胃酸の中和，コレステロールやビリルビンの排泄など多彩な機能を有する．その生成と分泌は，下記の①〜⑤によってなされている．

　①肝細胞は，1日約600〜800mLの**胆汁**を毛細胆管に分泌する（肝胆汁）．②毛細胆管から肝内胆管へ移行した胆汁は，水や電解質の分泌・再吸収により流量が調節され，肝外胆管へと流出する．③胆汁は，肝外胆管を経て胆嚢に蓄えられ，水や電解質が再吸収され，肝胆汁の5〜10倍に濃縮される（胆嚢胆汁）．④脂肪を含む食物が十二指腸に達すると，十二指腸粘膜上皮より**セクレチン**と**コレシストキニン（CCK）**が分泌される．⑤セクレチンは，胆管細胞のcystic fibrosis transmembrane conductance regulator（CFTR）とアクアポリン（AQP）を介して，それぞれ重炭酸イオンと水を胆管内に移動させる．CCKは胆嚢を収縮すると同時に，**Oddi括約筋**を弛緩させ，胆嚢胆汁と総胆管内の胆汁を十二指腸に放出する[1]．

2．胆汁の組成（☞ハンドブック；p30）

　胆汁の主成分は水であるが，固形成分として胆汁酸，ビリルビン，コレステロール，脂肪酸，レシチン，無機塩などを含んでいる．なお，胆汁中には消化酵素は含まれていない．

3．胆汁酸の腸肝循環（☞ハンドブック；p30）

　肝細胞中でコレステロールより合成された**胆汁酸**を**一次胆汁酸**（コール酸，ケノデオキシコール酸）と呼ぶ．一次胆汁酸は，腸管内の脂質とともにミセルを形成し，リパーゼによる脂質分解と吸収に寄与する．その後，一次胆汁酸は，腸内細菌により**二次胆汁酸**（コール酸→デオキシコール酸，ケノデオキシコール酸→リトコール酸）に変換される．胆汁酸の90〜95％は小腸，特に**回腸末端部**で再吸収され，門脈を経て肝臓に戻り，再び毛細胆管に分泌される．この胆汁酸の動態を**腸肝循環**と呼ぶ．胆汁酸の腸肝循環は1日4〜12回行われている[2]（図1）．

4．膵液（☞ハンドブック；p32）

　膵臓は外分泌腺と内分泌腺を有する．**膵液**は外分泌腺の分泌液であり，1日約1,500mLが分泌されている．CCKの作用により，膵腺房細胞からデンプン，タンパク質，脂質，線維，核酸などの分解酵素が分泌されるが，タンパク質分解に関わるものなどは活性を持たない前駆体（チモーゲン）として分泌される．チモーゲンのうちトリプシノーゲンは，十二指腸に到達すると，

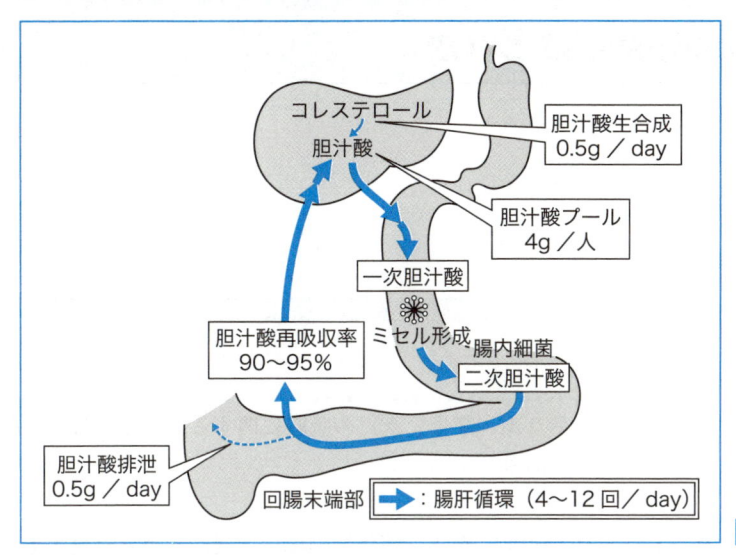

図1 胆汁酸の腸肝循環

　粘膜上皮のエンテロキナーゼの働きにより，トリプシノーゲンがトリプシンへと活性化される．トリプシンは膵液中の他のチモーゲンに作用し，膵酵素を活性化させる．膵内のトリプシノーゲンの活性化は，内因性の抑制因子である膵分泌性トリプシンインヒビター（pancreatic secretory trypsin inhibitor：PSTI）によっても抑制されている．

　膵液中の酵素活性はpHによっても厳密に調節されている．膵液は，セクレチンの作用により腺房中心細胞や小葉間導管などから分泌される重炭酸イオンによってpH8.0〜8.3の**強アルカリ性**であるが，十二指腸に分泌されると胃酸と混じり中性となることで，膵酵素を活性化させる[3]．

解　答　b

a. 胆汁は1日約 ~~200mL~~ **600〜800mL** 分泌される．
b. 胆汁酸は回腸末端部で再吸収される．
c. コレシストキニンはOddi括約筋を ~~収縮~~ **弛緩** させる．
d. 膵液は1日約 ~~500mL~~ **1,500mL** 分泌される．
e. 膵液のpHは ~~中性~~ **強アルカリ性** である．

◆ 関連する重要事項（☞ハンドブック；p30）

　胆汁中の胆汁色素であるビリルビンは，腸内細菌の作用でウロビリノーゲンからウロビリン（ステルコビリン）となり，大部分は糞便中に排泄される．しかし，一部のウロビリノーゲンは小腸で再吸収され，門脈を経て肝臓に戻り，ビリルビンとして再び胆汁中に放出される．このように，一部のビリルビンは胆汁酸と同様に腸肝循環をしている．また，少量のウロビリノーゲンは腎臓から尿中にも排泄される．

参考文献
1) Trauner M et al：Molecular pathogenesis of cholestasis. N Engl J Med **339**：1217-1227, 1998
2) Dowling RH：The enterohepatic circulation. Gastroenterology **62**：122-140, 1972
3) Wormsley KG：The pancreas：Pancreatic exocrine physiology. Br J Hosp Med **18**：518-520, 525-527, 1977

問 8

主に回腸で吸収される栄養素はどれか

- a. ビタミン B_{12}
- b. ビタミン C
- c. カルシウム
- d. マグネシウム
- e. 亜鉛

◆ 解 説

微量栄養素であるビタミン，微量ミネラル（微量元素）の吸収に関する問題である．吸収のメカニズムを正しく理解することが重要である．

1. **栄養素の吸収部位**（☞ハンドブック；p339，表 3「消化管の部位と吸収される微量栄養素」）

    ほとんどの栄養素は空腸で吸収されるが，鉄，**カルシウム**は主に十二指腸，胆汁酸と**ビタミン B_{12}** は回腸末端，ビオチンは結腸で吸収される．**マグネシウム**は空腸から回腸にかけて吸収される（**問 5 の図 1 参照**）．

2. **栄養素の吸収に関する注意点**（☞ハンドブック；p371，372）

    小腸の大量切除に伴う吸収不良の状態を**短腸症候群**という．消化器が切除される部位によりさまざまな栄養素の吸収障害を生じる．

    a. 直接的吸収障害
    ①**鉄やカルシウム**：十二指腸と上部空腸が切除されると吸収が障害される．
    ②**糖質**：上部空腸は短時間で糖質を吸収する場所でもあり，切除されると吸収障害を生じる．
    ③**胆汁酸やビタミン B_{12}**：回腸末端が切除されると吸収が障害される．

    b. 間接的吸収障害
    ①**ビタミン B_{12}**：胃の内因子と塩酸の存在下で結合し，回腸から吸収される．したがって胃切除などで内因子と塩酸の分泌が低下すると吸収障害を起こす．
    ②**葉酸**：上部空腸で吸収される際に胃酸による低 pH が必要である．空腸切除術による吸収障害だけでなく，胃切除などで胃酸分泌が低下すると pH が上昇して吸収が低下する．
    ③**脂溶性ビタミン**：膵臓切除術後に脂肪の吸収障害が起こると欠乏する．

    c. 相互作用など
    ①**亜鉛と銅**：**亜鉛**を過剰摂取すると，腸管からの銅の吸収を阻害して**銅欠乏**を引き起こす．亜鉛を含む胃潰瘍治療薬を長期間内服すると血中銅濃度が低下することがあるので，定期的なモニタリングが必要である．
    ②**尿路結石の発生**：直接の吸収部位が切除されなくても発生する吸収障害もある．たとえば回腸末端が切除されると，胆汁酸の吸収が低下し，胆汁酸プールが減少する．このため二次的に胆汁酸と脂肪，脂肪酸の混合ミセルの形成が不十分になって，主に空腸で吸収される脂肪の吸収が悪くなる．吸収されない脂肪や脂肪酸がカルシウムと結合してしまうために，シュウ酸がシュウ酸カルシウムとして沈降できず，シュウ酸が大腸から吸収されて尿路結石の原因となる．
    ③**胆石の発生**：消化管ホルモンの局在も部位によって異なっている．コレシストキニンやセクレ

チンが多く存在する十二指腸や空腸が切除・障害されると，胆嚢の収縮が悪くなり，胆石形成の原因になる．

3. ビタミンの生理作用，欠乏・過剰症 （☞ハンドブック；p128, 表6「ビタミンの生理作用，欠乏症状および過剰症状」）

a. 水溶性ビタミン（カッコ内は化学名）：一般的に過剰なものは尿中に排泄されるので過剰症状はない．
① B_1（サイアミン）：酸化的脱炭酸反応の補酵素として働き，神経や筋肉の機能を正常に保つ．**ビタミン B_1 欠乏症**は重要で，乳酸アシドーシス，Wernicke 脳症，脚気などを呈するので必ず投与しなければならない．
② B_2（リボフラビン）：電子伝達系酵素として働く．欠乏はまれだが，口内炎や皮膚炎を起こす．
③ B_6（ピリドキシン）：アミノ酸代謝の補酵素として赤血球機能改善などに関与する．欠乏すると貧血や末梢神経炎などを起こす．
④ B_{12}（コバラミン）：DNA 合成，細胞への葉酸蓄積などに関与する．欠乏すると悪性貧血（巨赤芽球出現，白血球および血小板の形成障害），末梢神経障害などを起こす．
⑤ ナイアシン：植物性食品ではニコチン酸，動物性食品ではニコチンアミドで存在し，酵素タンパク質に結合している．欠乏症（ペラグラ）はまれだが，皮膚炎，下痢，認知症を呈する．
⑥ 葉酸：ビタミン B_{12} とともに造血作用や核酸合成に関与している．欠乏すると巨赤芽球性貧血，神経管欠損症，舌炎などを起こす．
⑦ ビオチン：脂肪酸合成，β 酸化などに関与する．欠乏はまれだが，食欲不振，皮膚炎などを起こす．
⑧ C（アスコルビン酸）：酸化・還元反応に関与する．欠乏すると壊血病，骨発育不全などを起こす．
⑨ パントテン酸：ステロール，ステロイド，ポルフィリン合成に関与する．欠乏は非常にまれだが，抵抗力低下，肝障害，副腎肥大などを起こす．

b. 脂溶性ビタミン（4種）：脂溶性ビタミンは過剰摂取で体内に蓄積し，過剰症を呈することがある．
① A：成長，視覚，生殖，皮膚の正常保持など多岐にわたる．欠乏すると夜盲症，毛包性角化症などを起こす．過剰は脳圧亢進，食欲不振，脱毛，催奇形性などがある．
② D：食物中のプロビタミン D は紫外線によりビタミン D に変換され，カルシウムおよびリンの吸収・代謝を調節する．欠乏するとくる病，骨・歯発育不全を呈し，過剰では嘔吐，衰弱，異所性石灰化などを起こす．
③ E：膜脂質の過酸化防止，プロスタグランジン代謝などに関与する．欠乏では溶血性貧血，過酸化脂質産生を引き起こし，過剰では血小板減少症を呈する．
④ K：プロトロンビンの合成に関与する．腸内細菌からも生成される．新生児では**ビタミン K 欠乏**になりやすく，**頭蓋内出血**を起こすことがある．成人では欠乏症はまれで，合成ビタミン K_3（メナジオン）を過剰に摂取すると溶血性貧血を起こすことがある．

4. 微量元素の生理作用と欠乏症 （☞ハンドブック；p62〜69, 129, 表7「微量元素の欠乏症状など」）

体重1kg 当たり1mg 以下，もしくは体内貯蔵量が鉄よりも少ない金属を微量元素としている．
① 亜鉛：タンパク・脂質・糖・骨代謝などに関わる酵素に含まれる．欠乏すると顔面，会陰部を

中心とした皮疹，口内炎，味覚障害，うつ状態を起こす．
② **銅**：造血機能や骨代謝に関与する．欠乏すると貧血，白血球減少，成長障害，骨異常などを起こす．
③ **セレン**：ビタミンEとともに膜の安定化に関与し，欠乏すると爪の変形，歩行障害，心筋症（死亡）を起こす．
④ **マンガン**：多くの酵素の補酵素として作用する．欠乏すると成長障害，運動失調などを起こす．
⑤ **ヨウ素**：甲状腺ホルモンの構成成分として重要である．吸収率が高く，新生児においては消毒で用いても過剰になる可能性がある．
⑥ **クロム**：糖・コレステロール・タンパク代謝に関与しており，耐糖因子と呼ばれる．欠乏すると耐糖能異常，体重減少などを起こす．
⑦ **モリブデン**：尿酸・アミノ酸代謝などに関与している．欠乏すると頻脈，多呼吸，頭痛などを起こし，高メチオニン血症，低尿酸血症がみられる．

解　答　■■■　a

a． ビタミンB_{12}　➡主に回腸末端で吸収
b． ビタミンC　➡空腸で吸収
c． カルシウム　➡十二指腸で吸収
d． マグネシウム　➡空腸と回腸で吸収
e． 亜鉛　➡十二指腸で吸収

◆ 関連する重要事項

　栄養療法においては各栄養素の必要量や，吸収に必要な条件・部位を知っておかなければならない．特に消化管疾患・外科手術の既往がある場合は，摂取量が十分でも吸収障害を起こし，栄養素が不足する危険性があるので，注意が必要である．

参考文献
1) 東海林　徹ほか（監）：栄養サポートチームQ&A，じほう，東京，2007
2) 武田英二ほか：ビタミンと代謝．日本臨牀 **68**（増刊号3）：119-123，2010
3) 本郷利憲ほか：標準生理学，医学書院，東京，p681，1985
4) 養老孟司ほか：解剖学3，感覚器学・内臓学，第11版，金原出版，東京，p201，1982

問 9

大腸について誤っているのはどれか

a. 大腸粘膜上皮細胞は短鎖脂肪酸をエネルギー源とする．
b. 電解質の吸収に関与する．
c. 水分の吸収が行われる．
d. 胃に食物が入ると蠕動が亢進する．
e. 水溶性食物繊維により蠕動が亢進する．

◆ 解 説 (☞ハンドブック；p54〜61，190〜211)

　　　大腸の生理，また食物繊維との関係を問う問題である．脂肪の種類と特徴，また食物繊維の生理活性についても，よく理解しておく必要がある．

1. 大腸の機能と腸内細菌叢 (☞ハンドブック；p33)

　　　大腸には腸内細菌が存在する．その数は10^{14}個（100兆個），数百種類にもなる．ヒトは，このおびただしい数の腸内細菌と共生していることになる．腸内細菌は，大腸に達した有機物を分解し，利用している．なかでも水溶性食物繊維を発酵することにより有機酸（短鎖脂肪酸）を生成するという働きは重要である．

　　　脂肪酸の種類は，炭素の数によって分類されており，炭素数が6個以下の**短鎖脂肪酸**，8〜12個の中鎖脂肪酸，14個以上の長鎖脂肪酸に分類される（☞**ハンドブック；p54**）．このなかで，短鎖脂肪酸は酪酸，プロピオン酸などが該当する．なかでも酪酸は，ブドウ糖とともに**大腸粘膜上皮細胞**のエネルギー源として重要である．

　　　「小腸で栄養素が吸収され，大腸で水分・電解質が吸収される」との誤解に対しては，正しい理解が必要である．**水分・電解質の吸収**は，通常，大腸より小腸のほうが多い．しかし，浸透圧性下痢や分泌性下痢の場合は，大腸で吸収される水分・電解質の量が増える結果となる（図1）．

　　　大腸の重要な生理機能として，便塊の形成と排出がある．便塊は，蠕動により少しずつ肛門側に移動する．排便機能として重要な反射として**胃結腸反射**がある．胃に食物が入ることにより，大腸には大きな**蠕動**が発生し，排便につながる（図2）．

2. 食物繊維の生理作用

　　　食物繊維の生理活性は，**水溶性食物繊維**と**不溶性食物繊維**とで異なっている（表1）．発酵に

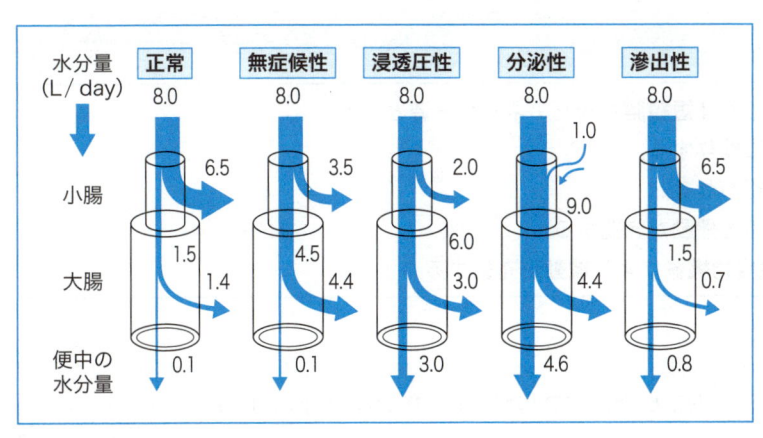

図1　下痢の病態生理
（正田良介：JIM **9**：200-205，1999 より改変）

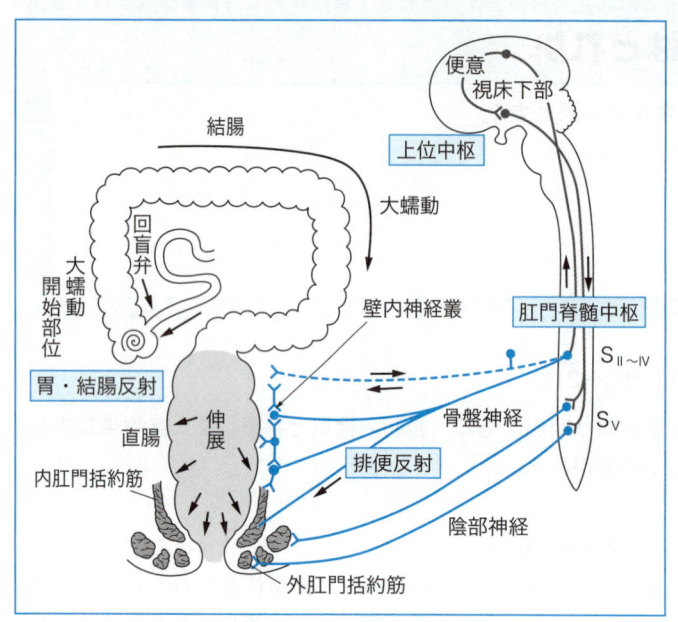

表1 食物繊維の一般的な生理作用

生理作用	水溶性食物繊維	不溶性食物繊維
発酵性	広範囲で高い	限定的で低い
腸内pHの変化	低下する	変化なし
胃内滞留時間	長くなる	長くなる傾向
腸粘質物量	多くなる	?
胆汁酸の結合	結合する	結合しない
便重量	寄与しない	増加させる
血清コレステロール	低下させる	?
食後血糖の上昇	抑制する	?

図2 排便のメカニズム
（松本恒司：MB Gastro **2**：17-23, 1992 より改変）

　より短鎖脂肪酸を生成するのは，主に水溶性食物繊維である（☞**ハンドブック；p194**）．不溶性食物繊維はセルロースなどで，これには便のかさを増やす作用があり，bulk 効果と呼ばれる．これは，蠕動を促進する効果も有している．

　食物繊維と大腸癌発生については，動物実験や臨床研究において多方面からの研究がなされたが，高繊維食による大腸癌予防は否定的と結論付けられている．しかし，食物繊維の不足は大腸癌発生のリスクとなる．

　プレバイオティクスや**プロバイオティクス**が注目されている．プロバイオティクス（乳酸菌やビフィズス菌）は，善玉菌として有用であるとされている．この善玉菌の栄養になり活動を促進するのがプレバイオティクスであり，水溶性食物繊維はこれに該当する．プレバイオティクスとプロバイオティクスを同時に投与することを**シンバイオティクス**と呼び，腸内環境を整える効果が高いとされている．

解　答　■■■ e

a. 大腸粘膜上皮細胞は短鎖脂肪酸をエネルギー源とする．
b. 電解質の吸収に関与する．
c. 水分の吸収が行われる．
d. 胃に食物が入ると蠕動が亢進する．
e. <s>水溶性</s> **不溶性**食物繊維により蠕動が亢進する．

参考文献
1) 正田良介：便秘と下痢：便秘と下痢の病態生理と診断．JIM 9：200-205, 1999

問 10 侵襲時のエネルギー代謝について正しいのはどれか

a. 糖質利用の亢進
b. 呼吸商の上昇
c. ケトン体の産生亢進
d. 内因性脂肪の分解抑制
e. 体タンパクの分解抑制

◆ 解　説 （☞ハンドブック；p85〜91）

　侵襲時の代謝変化について基礎的な問題である．侵襲時には代謝が亢進しており，栄養障害を急速に起こしやすく，栄養管理が必須である．その代謝病態を理解することは重要である．

1. 長期飢餓と侵襲に対する違い

　侵襲時の代謝反応は飢餓時と比較することができる．長期飢餓時には代謝率は低下するが，侵襲時には重症度に応じて上昇する．また，長期飢餓時には**体タンパク**は保存されるが，侵襲時にはタンパク異化が亢進し，窒素平衡が負となり，体タンパクは損失する．
　長期飢餓時には脂肪酸からの**ケトン体産生**が著しく亢進するが，侵襲時にもケトン体産生が軽度亢進する．

2. 侵襲に対する代謝反応 （☞ハンドブック；p87）（表 1，図 1）

　侵襲時には高血糖状態が持続しているが，ブドウ糖酸化は抑制されている．エネルギー源として，また糖新生の基質を供給するためにタンパクの崩壊が進む．一方，脂肪はエネルギー源として動員される．

a. 糖質代謝

　免疫細胞，線維芽細胞，脳でブドウ糖が利用される．しかし，肝のグリコーゲンは 12〜24 時間で枯渇する．したがって，肝での乳酸とアミノ酸からの糖新生が促進される．内因性のブドウ糖産生は制御が障害されているため，外因性のブドウ糖やインスリンの投与により抑制されない．

表 1　長期飢餓と侵襲時の各種栄養素の代謝反応

	長期飢餓	侵襲
糖質代謝		
糖新生	↑	↑↑↑
糖分解	↓	↑↑↑
ブドウ糖酸化	↓	↓
タンパク代謝		
タンパク合成	↓	↑↑
タンパク異化	↓	↑↑↑
アミノ酸酸化	↓	↑↑↑
脂質代謝		
脂肪分解	↑↑↑	↑↑
脂肪酸酸化	↑↑↑	↑
ケトン体産生	↑↑↑	↑

［Sobotka L et al：Metabolic response to injury and sepsis. Basics in Clinical Nutrition, 3rd ed, Sobotka L（ed），Publishing House Galen, Prague, p124-129, 2004］

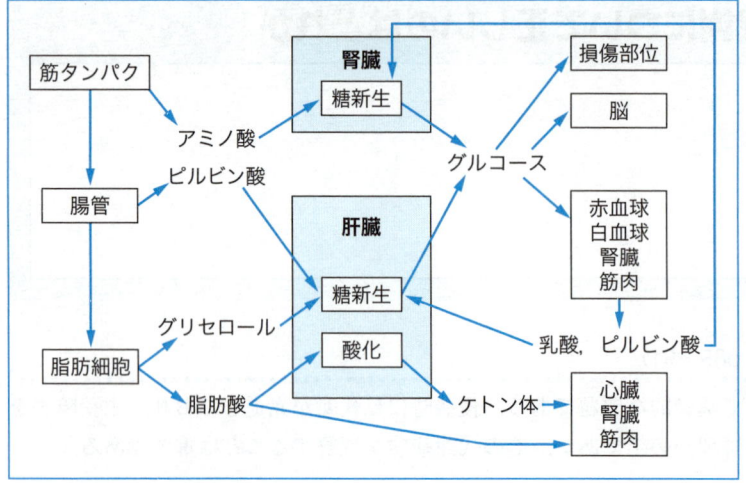

図1 侵襲時のエネルギー源利用
[大柳治正：栄養状態と生理機能．コメディカルのための静脈・経腸栄養ガイドライン，日本静脈経腸栄養学会（編），南江堂，東京，p2-8, 2000]

b. タンパク代謝

亢進した**タンパク異化**は 260g/day に及び，1kg/day の筋肉減少に相当する．アミノ酸は筋組織から供給されるが，結合組織や腸管組織における喪失も著明である．アミノ酸は肝での糖新生の基質となるとともに，急性相タンパクなどの合成にも用いられる．

c. 脂質代謝

カテコラミンにより組織リパーゼ活性が増加する．それによって**脂肪分解**が促進され，血中脂肪酸濃度は上昇する．肝における糖新生に必要なエネルギーの 80～90% は脂肪酸の酸化による．**呼吸商**は，ブドウ糖で 1.0，脂肪酸で 0.70 なので，侵襲時には脂肪酸の酸化が優位になり，呼吸商は減少する（呼吸商については**問 28 参照**）．

解 答　C

- a. 糖質利用の~~亢進~~ 抑制
- b. 呼吸商の~~上昇~~ 減少
- c. ケトン体の産生亢進
- d. 内因性脂肪の分解 ~~抑制~~ 亢進
- e. 体タンパクの分解 ~~抑制~~ 亢進

◆ 関連する重要事項

前述のように，侵襲時で糖質の回転率は亢進しているが，糖質酸化は脂肪酸酸化と相反して抑制されている．また，肝でのケトン体産生は侵襲時で亢進している．しかし，長期飢餓と比較すると，高インスリン血症により産生亢進の程度は少なくなっている．

参考文献
1) Sobotka L (ed)：Basics in Clinical Nutrition, 3rd ed, Publishing House Galen, Prague, 2004

問 11

クエン酸回路を構成する物質として誤っているのはどれか

a. リンゴ酸
b. オキサロ酢酸
c. コハク酸
d. クエン酸
e. 乳酸

◆ 解　説

クエン酸回路の代謝経路についての問題である．**解糖系**とクエン酸回路の関連や，クエン酸回路の意義について理解しておく必要がある．

1. 解糖系（☞ハンドブック；p40〜43）

糖質は生体内の主要なエネルギー源であり，細胞内に取り込まれたグルコースは，細胞質基質内で種々の酵素反応によりピルビン酸へと代謝される．嫌気的条件下であれば，ピルビン酸はその後に乳酸へと代謝される．この嫌気的解糖では，1molのグルコースが2molのピルビン酸へと代謝される過程において，2molのATPが作られる．一方，好気的条件下であれば，ピルビン酸はアセチルCoAへと代謝され，その後にクエン酸回路と**電子伝達系**を経て，1molのグルコースから計38molのATPが作られる（解糖系で産生された2molのATPを含む）．また，解糖系はエネルギー産生以外に，タンパク合成，脂質合成，核酸合成にも関与している（図1)[1]．

2. クエン酸回路（☞ハンドブック；p42〜44）

クエン酸回路は，ミトコンドリアの基質内で行われる代謝経路であり，異化反応と同化反応を有する．クエン酸回路は，**TCA (tricarboxylic acid) 回路**または**クレブス回路**とも呼ばれる[2]．

a. 異化反応

糖質，脂質，タンパク代謝の代謝産物であるアセチルCoAが**オキサロ酢酸**と縮合し，**クエン**

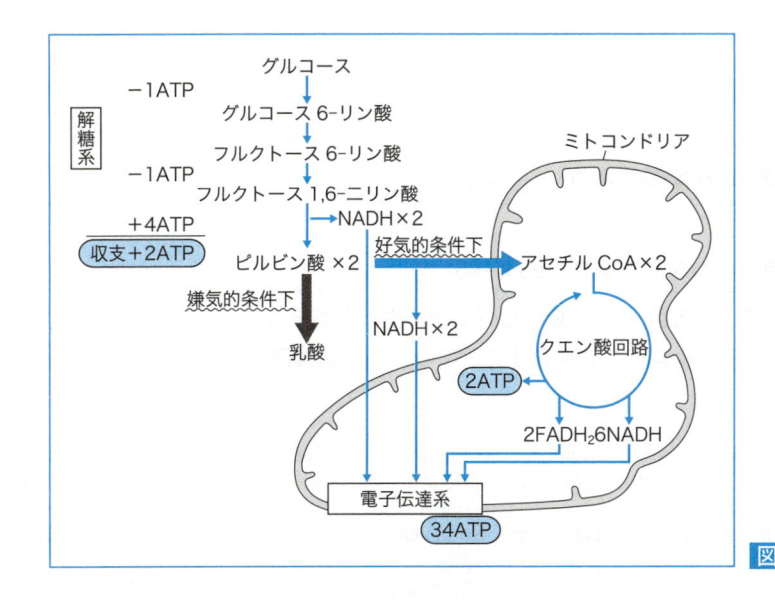

図1 グルコースの代謝経路

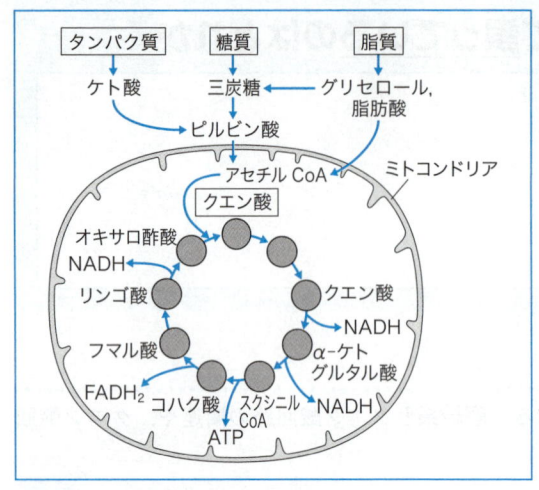

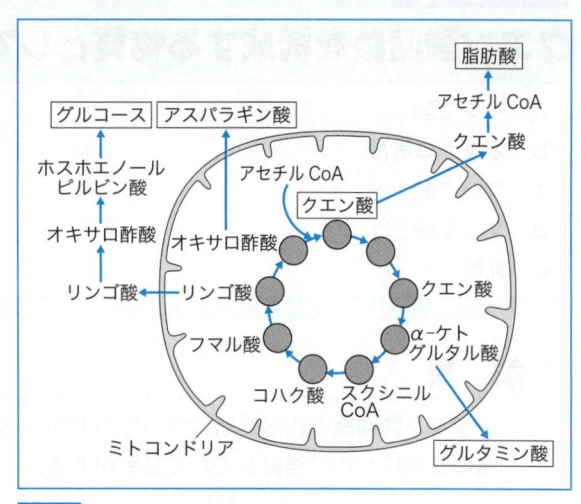

図2 クエン酸回路の異化反応

図3 クエン酸回路の同化反応

酸となるのが最初の反応である．その後，**コハク酸**などを経て，最終的にオキサロ酢酸へと変化する．クエン酸回路では，2molのアセチルCoAから2molのATPが作られるだけでなく，2molの還元型フラビンアデニンジヌクレオチド（FADH）$_2$と6molの還元型ニコチン酸アミドアデニンジヌクレオチド（NADH）が産生され，電子伝達系でのATP合成などに利用される（**図2**）．

b．同化反応

　　クエン酸回路は，糖新生や脂肪酸合成に関与する．クエン酸回路（ミトコンドリア内）の**リンゴ酸**は細胞質に拡散し，ホスホエノールピルビン酸を経てグルコースへと変換される．クエン酸も細胞質中でアセチルCoAを経て脂肪酸合成に利用される．また，オキサロ酢酸からはアスパラギン酸，α-ケトグルタル酸からはグルタミン酸が合成されるように，クエン酸回路はアミノ酸合成にも関わる（**図3**）．

解　答　　e

a．リンゴ酸
b．オキサロ酢酸
c．コハク酸
d．クエン酸
e．**乳酸**　➡嫌気的解糖の代謝物である．

◆ 関連する重要事項（☞ハンドブック；p89, 90）

　　嫌気的解糖の代謝物である乳酸は，肝臓において糖新生の基質となる．肝細胞に取り込まれた乳酸は，ピルビン酸を経てグルコースに変化する．この経路を**乳酸回路（Cori cycle）**と呼ぶ[3]．

参考文献
1) Masters CJ et al：Glycolysis：New concepts in an old pathway. Mol Cell Biochem **76**：3-14, 1987
2) Williamson JR et al：Regulation of the citric acid cycle in mammalian systems. FEBS Lett **117**（Suppl）：K73-85, 1980
3) Hoffer LJ：Cori cycle contribution to plasma glucose appearance in man. JPEN J Parenter Enteral Nutr **14**：646-648, 1990

問 12

アンモニアの処理に関与しないアミノ酸はどれか

a. アルギニン
b. オルニチン
c. シトルリン
d. グルタミン酸
e. チロシン

◆ 解 説

　　アンモニア処理に関する問題である．主にアミノ酸分解で生じるアンモニアは生体にとって有害であるため，肝臓の尿素回路で無毒な尿素に変換され，尿中に排泄される．基本的かつ重要な反応経路であり，反応に関連するアミノ酸と合わせて理解が必要である．

1. アンモニアの産生

　　体内のアンモニアは，主に腸管内（腸内細菌，ウレアーゼ産生菌による），筋肉・脳（分岐鎖アミノ酸の分解），腎臓（排泄されたグルタミンに由来），肝臓（不要な体タンパクや過剰摂取タンパク質に由来するアミノ酸の異化）で産生される．各臓器で産生されたアンモニアはグルタミンやアラニンとして，あるいはそのままのかたちで門脈から肝臓に運搬され処理される．

2. アミノ酸のアミノ基転移とアンモニアの遊離（☞ハンドブック；p48, 49）

　　アミノ酸が代謝され利用されるには，まずアミノ基を除去する必要がある．各アミノ酸のアミノ基は，**アミノ基転移反応**によってケト酸（α-ケトグルタル酸，ピルビン酸，オキサロ酢酸）に移され，それぞれ**グルタミン酸**，アラニン，アスパラギン酸に収束する．ほとんどが肝臓で行われるが，多くの分岐鎖アミノ酸は筋肉内で除去され，アラニンとグルタミンに収束し，このうちグルタミンは小腸で取り込まれ，アンモニア，アラニン，シトルリンとして肝臓へ輸送される．これらアミノ基転移を受けたアミノ酸は，肝細胞のミトコンドリア内ですべてグルタミン酸とアスパラギン酸に変換され，その後グルタミン酸は**酸化的脱アミノ反応**によりアンモニアを遊離する（図1）[1]．

3. 尿素回路（☞ハンドブック；p53）

　　上記反応でアミノ酸から遊離，あるいは各臓器から肝臓に直接流入したアンモニアは，門脈周囲肝細胞内の尿素回路で処理され，最終的に尿素へ変換される（図2）．
①アンモニアはミトコンドリア内で HCO_3^- と反応し，カルバモイルリン酸となる．
②カルバモイルリン酸は**オルニチン**と縮合し，**シトルリン**に変換される．
③シトルリンは細胞質に運ばれ，アスパラギン酸と縮合してアルギニノコハク酸に変換される．
④アルギニノコハク酸のC-N結合が切断され，**アルギニン**とフマル酸になる．
⑤アルギニンが加水分解され，尿素とオルニチンを生成する．
　　最終時反応で産生された尿素は，血中から腎臓に運ばれて排泄される．尿素の NH_2 基の1つはアンモニアに，他方はアスパラギン酸に由来する．一方，オルニチンは反応②で再利用され，回路反応を形成する．また，反応④のフマル酸は，ミトコンドリアに取り込まれてリンゴ酸に変換された後，クエン酸回路（TCA回路）に入り，オキサロ酢酸からアスパラギン酸に変換され

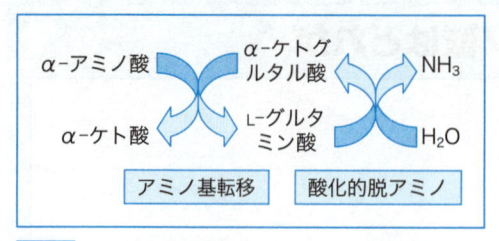

図1 アミノ基転移とアンモニアの遊離

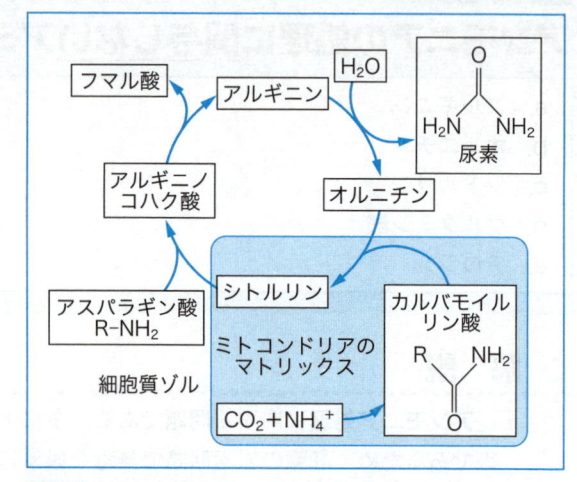

図2 尿素回路（☞ハンドブック；p52）
［入村達郎ほか（訳）：ストライヤー生化学，第5版，東京化学同人，東京，p646, 2004］

て反応③へ戻される．

　肝硬変などで尿素回路が障害されてアンモニアが蓄積すると，知能障害や無気力など中枢神経症状が出現する．さらに酸化的脱アミノ反応の平衡がグルタミン酸産生へ移行してα-ケトグルタル酸が減少し，クエン酸回路や呼吸鎖反応も低下する．

　なお，腎臓は反応③〜⑤の酵素を持つためシトルリンを尿素に変換できるが，完全な尿素回路ではない．

　一方，アミノ基転移で生じた各種ケト酸は，クエン酸回路や解糖系の中間体として反応系に入り，グリコーゲンや脂肪酸合成に利用される．

解　答　　e

以下の丸数字に関しては本文を参照のこと．
- a．アルギニン　➡尿素回路反応④で生成される．
- b．オルニチン　➡同②で利用される．
- c．シトルリン　➡同②で生成される．
- d．グルタミン酸　➡アミノ酸の最終的なアミノ基転移先である．
- e．~~チロシン~~　➡アンモニア処理には関与しない．

◆ 関連する重要事項

　アンモニアを尿素に変換するためには数段階の反応を要し，その過程で数種類のアミノ酸が利用・生成される．クエン酸回路などの他の栄養素代謝とも関連する基本反応の1つとして理解する．

参考文献
1) Murray RK et al：ハーパー・生化学，原著25版，丸善，東京，2001
2) 入村達郎ほか（訳）：ストライヤー生化学，第5版，東京化学同人，東京，2004

問 13

分岐鎖アミノ酸はどれか

- a. フェニルアラニン
- b. グルタミン
- c. アスパラギン
- d. イソロイシン
- e. アラニン

◆ 解　説

　アミノ酸には，①必須，②条件付き必須，③非必須があり，また構造による分類があることを問う基本的問題である．

1. アミノ酸の分類（☞ハンドブック；p46〜49）

　タンパク質はアミノ酸からなるが，アミノ酸は結合して**ペプチド**となり，さらに高次構造が構成される．アミノ酸はタンパク質の構成単位であり，栄養素として不可欠で，エネルギー源としても重要である．タンパク質は20種類の標準アミノ酸から構成されており，α-炭素原子に**カルボキシル基**と**アミノ基**がついている（☞ハンドブック；p47）．

　pHにより，①アミノ基とカルボキシル基を1つずつ持つ**中性アミノ酸**，②アミノ基を1つ，カルボキシル基を2つ持つ**酸性アミノ酸**，③アミノ基を2つ，カルボキシル基を1つ持つ**塩基性アミノ酸**に分類される．また，構造により**脂肪族アミノ酸**，**芳香族アミノ酸**，**含硫アミノ酸**に分けられる．

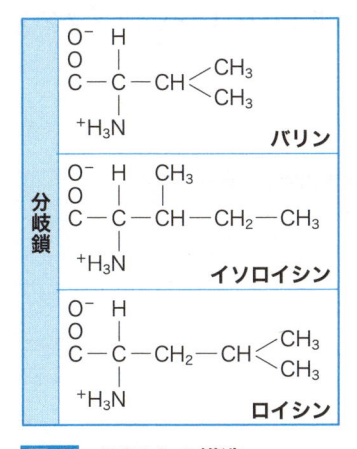

図1　BCAAの構造
（☞ハンドブック；p47）

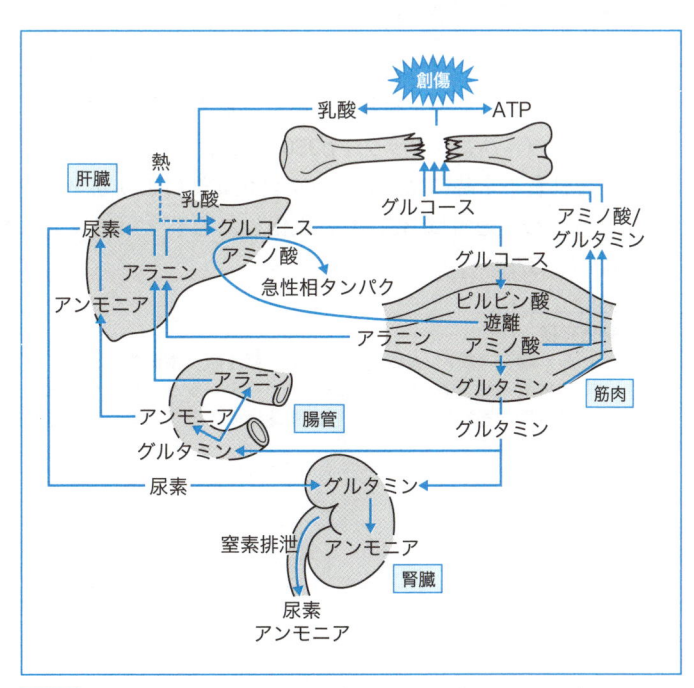

図2　外科侵襲下の異化亢進（☞ハンドブック；p89）

9種の**必須アミノ酸（バリン，ロイシン，イソロイシン，リジン，スレオニン，メチオニン，フェニルアラニン，トリプトファン，ヒスチジン）**はヒトでは合成されないため，食物など体外から摂取しなくてはならない．また，**アルギニンやグルタミン**は侵襲下において需要が増大し不足するため，**条件付き必須アミノ酸**と呼ばれている．

必須アミノ酸のうちで炭素骨格が分岐している構造を有するバリン，ロイシン，イソロイシンは**分岐鎖アミノ酸（branched chain amino acid：BCAA）**と呼ばれる（図1）．

2. 分岐鎖アミノ酸（BCAA）の役割（☞ハンドブック；p48）

BCAA は筋組織で代謝され**アラニン，グルタミン**として放出された後，肝に運ばれ糖新生に利用され，末梢組織へグルコースとして供給される（図2）．特に侵襲下において，BCAA は骨格筋で盛んに利用され，損傷した組織タンパク合成の基質として利用される**（muscle-liver fuel system）**．その際に **Fischer** 比の低下をきたすことから（☞ハンドブック；p124），侵襲時に BCAA を投与することにより，タンパク合成促進作用と筋タンパク崩壊抑制効果が認められる．

解 答　d

- a. **フェニルアラニン** ➡ 芳香族アミノ酸
- b. **グルタミン** ➡ 条件付き必須アミノ酸
- c. **アスパラギン** ➡ 中性アミノ酸
- d. イソロイシン
- e. **アラニン** ➡ 脂肪族アミノ酸

◆ 関連する重要事項

また肝疾患に伴う BCAA 補給には **BCAA 顆粒**（リーバクト顆粒®），エネルギー補給または BCAA・エネルギー両者の補給には**肝不全用経腸栄養剤**（アミノレバン EN®，ヘパン ED®）を用いる（☞ハンドブック；p350, 351）．

急性腎不全時には，タンパク異化亢進により筋タンパクから利用されやすい BCAA が動員されるため，通常は BCAA を強化した腎不全用アミノ酸輸液が使用される（☞ハンドブック；p377, 378）．

参考文献
1) 杉　晴夫（編）：人体機能生理学，第4版，南江堂，東京，p13, 2003
2) 宇佐美　眞（編）：外科領域リハビリテーション最新マニュアル，協同医書出版社，東京，2006
3) 日本消化器病学会（編）：肝硬変診療ガイドライン，南江堂，東京，2010

問 14

微量元素について誤っているのはどれか

a. 生体内の保有量が 1mg/kg 体重以下である．
b. 鉄を基準としてそれ以下の保有量である．
c. 組織中濃度が ppm（μg/g）オーダーより低い．
d. 1 日必要摂取量が 100mg より少ない．
e. ヒトでは 6 元素とされる．

◆ 解 説

微量元素の定義を問う基本的設問であるが，静脈栄養，経腸栄養施行時の微量元素異常には注意が必要である．

1．必須微量元素とは（☞ハンドブック；p62）

微量元素とは①**生体内の保有量**が 1mg/kg 体重以下，または**鉄を基準としてそれより少ないもの**，②**組織中濃度**が ppm（μg/g）オーダーより低いもの，③**1 日必要摂取量**が 100mg より少ないもの，と定義される（表1）．現在，ヒトにおいて必須とされるのは，**鉄（Fe），ヨウ素（I），亜鉛（Zn），銅（Cu），マンガン（Mn），コバルト（Co），クロム（Cr），セレン（Se），モリブデン（Mo）の 9 元素**である（表2）．

2．微量元素異常（☞ハンドブック；p62～67）

栄養管理上問題となる元素は，亜鉛（Zn），銅（Cu），マンガン（Mn），セレン（Se），クロム（Cr），モリブデン（Mo）などである．

①**亜鉛（Zn）**：欠乏により顔面，会陰部から発生する**皮疹，創傷治癒の遅延，成長障害，味覚障害，下痢**などが起こり，栄養管理上重要視される．多量の継続摂取では銅の吸収障害が生じるため，注意が必要である．

表1　微量元素の定義（☞ハンドブック；p63）

1．生体内に 1mg/kg 体重以下，または Fe を基準としてそれより少ないもの
2．組織中濃度が ppm（μg/g）オーダーより低いもの
3．1 日必要摂取量が 100mg より少ないもの

表2　必須微量元素（☞ハンドブック；p63）

高等動物	<u>Fe</u>, <u>Zn</u>, <u>Cu</u>, <u>Mn</u>, <u>I</u>, <u>Co</u>, <u>Cr</u>, <u>Se</u>, <u>Mo</u>, 錫（Sn）
可能性のあるもの	ニッケル（Ni），フッ素（F），臭素（Br），ヒ素（As），バナジウム（V），カドミウム（Cd），バリウム（Ba），ストロンチウム（Sr）

下線はヒトの必須微量元素を示す．

②**銅（Cu）**：先天性代謝異常としてWilson病とMenkes症候群（ちぢれ毛病）がある．欠乏により**貧血**，**白血球減少**，特に**好中球減少**が見逃されることがあり，注意を要する．主に胆汁を介して排泄されるため，**胆汁排泄障害**を有する患者では過剰症にも注意を要する．

③**セレン（Se）**：欠乏により下肢筋肉痛，不整脈，**心筋障害**による突然死が報告されており，長期栄養管理において注意が必要である．重症患者ではSIRS（systemic inflammatory response syndrome）を引き起こすことが知られている．

④**マンガン（Mn）**：**血清コレステロール低下**，**血液凝固能低下**，**毛髪の赤色化**，**成長障害**などが報告されている．

⑤**クロム（Cr）**：欠乏症として**末梢神経障害**，**耐糖能低下**，**脂質異常症**が認められる．

⑥**モリブデン（Mo）**：頻脈，多呼吸，視野暗転，夜盲症，易刺激性で時に昏睡を認める．生化学的には高メチオニン血症，低尿酸血症などを認める．

解　答　e

a．生体内の保有量が1mg/kg体重以下である．
b．鉄を基準としてそれ以下の保有量である．
c．組織中濃度がppm（μg/g）オーダーより低い．
d．1日必要摂取量が100mgより少ない．
e．ヒトでは ~~6元素~~ **9元素**とされる．

◆ 関連する重要事項

　わが国では13種類のミネラルの食事摂取基準が策定されており，2010年に新たに改訂されている．市販の経腸栄養剤では含有されていないものや，不足しているものもあり，長期栄養管理を要する際にはセレンなどの欠乏症に注意が必要である．静脈栄養時は推奨量（ハンドブック；p67〜69）に基づき，中心静脈栄養（total parenteral nutrition：TPN）の開始当初からの微量元素製剤の投与が推奨される．

参考文献
1）高木洋治：微量元素．静脈経腸栄養 18：70-78，2003
2）高木洋治：疾患とミネラル 10，静脈・経腸栄養．ミネラルの辞典，糸川嘉則（編），朝倉書店，東京，p651-680，2003
3）厚生労働省「日本人の食事摂取基準」策定検討会：微量ミネラル．日本人の食事摂取基準 2010年版，第2版，第一出版，東京，p218-275，2010

問 15

糖新生に最も寄与しないのはどれか

- a. ピルビン酸
- b. 乳酸
- c. アラニン
- d. グリセロール
- e. 脂肪酸

◆ 解 説

糖新生の仕組みを理解するために，**解糖系**と**クエン酸回路**の仕組みを整理しておく必要がある．また，**糖質代謝**と**タンパク代謝**および**脂質代謝**との相互関係を知っておくことも重要である．

1. 糖新生の概要（☞ハンドブック；p37）

糖新生は，生体が非糖質からグルコースを合成することを意味する．これは血液中にグルコースを供給する生体の仕組みの1つで，血糖値を一定以上に保つうえで重要な代謝プロセスである．血液中へのグルコース供給のメカニズムは摂食条件によって異なる．食後は食物由来のグルコースが腸管から吸収されて血中に入る．空腹時には肝グリコーゲンの分解で生じたグルコースが血中に放出される．肝グリコーゲン由来のグルコースは半日で枯渇する．さらに絶食が続くと糖新生系の反応が活発になる．糖新生は主として肝で，また一部は腎でも行われる．

2. 糖新生の代謝経路と基質（図1）

糖新生の代謝経路は，①解糖系の可逆反応系，②ホスホエノールピルビン酸の生成系，③クエン酸回路，に分けると理解しやすい．糖新生の基質は，アミノ酸，グリセロール，解糖系の中間代謝産物（以下，＊で示す），クエン酸回路の中間代謝産物（＊＊で示す）などである．なお，糖新生の代謝過程には4種の酵素（＊＊＊で示す）が関与する．

a. 解糖系の可逆反応系

グルコースからホスホエノールピルビン酸＊までの解糖系反応は可逆的であり，この逆反応がグルコース合成，すなわち糖新生の最終段階になる．この反応系には，グルコース6-ホスファターゼ＊＊＊とフルクトース1,6-ビスホスファターゼ＊＊＊の2つの酵素が働く．

脂肪の分解によって生じた**グリセロール**はこの反応系に入り，グルコースの基質となる．

b. ホスホエノールピルビン酸の生成系

解糖系におけるホスホエノールピルビン酸＊からピルビン酸＊への反応は不可逆的であるため，ホスホエノールピルビン酸＊は他の反応系によって生成される．この系では，まずクエン酸回路の中間代謝産物であるリンゴ酸＊＊が，ミトコンドリアの外でオキザロ酢酸に変化する．前項a.の反応系の出発点であるホスホエノールピルビン酸＊は，ホスホエノールピルビン酸カルボキシラーゼ＊＊＊を触媒として，このオキザロ酢酸から生成される．

c. クエン酸回路

前項b.で述べた反応系の出発点となるリンゴ酸＊＊は，クエン酸回路の他の中間代謝産物＊＊，および解糖系の生成物＊から作られる．オキザロ酢酸＊＊は，ピルビン酸カルボキシラーゼ＊＊＊の酵素反応によって**ピルビン酸**＊から生成される．**乳酸**，および**アラニン**などのいくつかのアミノ酸は，ピルビン酸＊の原料となる．α-ケトグルタル酸＊＊，サクシニルCoA＊＊，フマル酸＊＊は，それぞれ

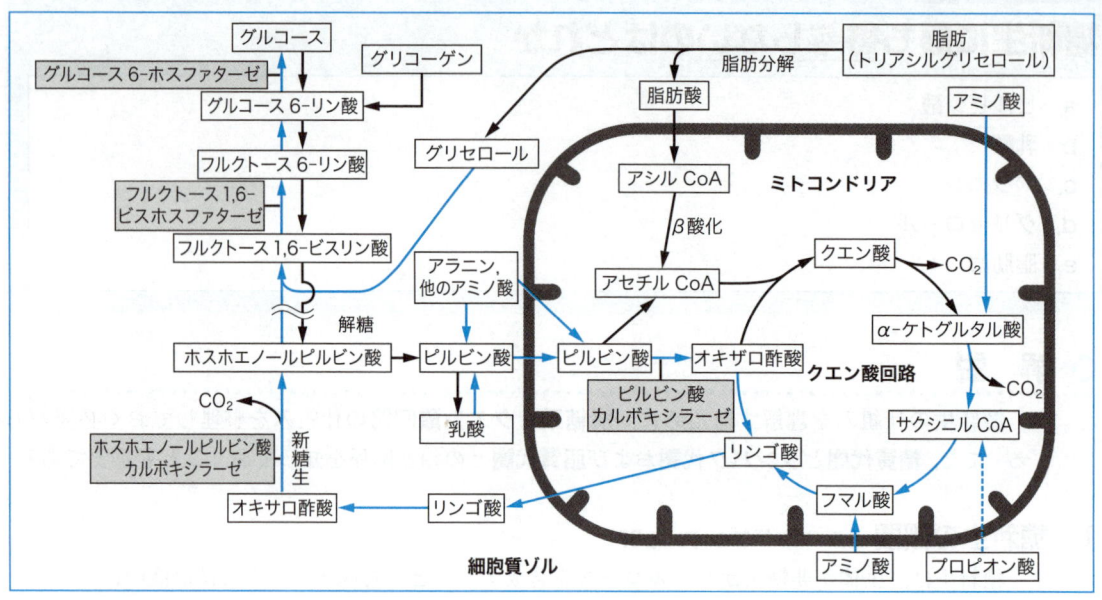

図1　肝細胞内のエネルギー生成と糖新生の経路
糖新生の経路を青で示した．

いくつかのアミノ酸から生成される．またサクシニル CoA**はプロピオン酸（脂肪酸）からも生成されるが，その生成系はヒトでは有意のものではない．脂肪酸のβ酸化によって生じたアセチル CoA の炭素の一部が，リンゴ酸**を介してグルコースの炭素骨格に組み込まれるか否かについては，意見が分かれる[1,2]．ヒトにおける脂肪酸からの糖新生は，あったとしてもわずかである．

解　答　　e

a．ピルビン酸
b．乳酸
c．アラニン
d．グリセロール
e．脂肪酸　➡脂肪酸からの糖新生は，あったとしてもわずかである．

◆ 関連する重要事項

　　ピルビン酸が糖新生の出発点となることはすでに述べた．肝において，乳酸は好気的条件下で容易にピルビン酸に変換される．また，アラニンも脱アミノ反応でピルビン酸に変換される．肝で乳酸から合成されたグルコースが赤血球などで嫌気的解糖を受け，再び乳酸になって肝に戻る経路を**乳酸回路（Cori cycle）**という．肝でアラニンから合成されたグルコースが筋でピルビン酸となり，アミノ基転移によって再びアラニンとなって肝に戻る経路を**グルコース・アラニンサイクル**という．

参考文献
1) Mayes PA：The citric acid cycle：The catabolism of acetyl CoA. Harper's Biochemistry, Murray RK et al（eds）, Appleton & Lange, Norwalk, p155-162, 1990
2) Newsholme EA et al：肝臓における糖代謝の調節．改訂版 動物の代謝調節，中沢　淳ほか（訳），p264-311, 講談社，東京，1978

問 16

糖質代謝について正しいのはどれか

a. グルコース 1mol から 38mol の ATP を産生する.
b. 嫌気的解糖ではグルコース 1mol から 6mol の ATP を産生する.
c. 解糖系ではグルコース 1mol 当たり 3mol の ATP を消費する.
d. 乳酸はミトコンドリア膜を通過する.
e. 糖新生は解糖系の逆反応である.

◆ 解 説 (☞ハンドブック；p39〜45)

栄養療法の基本となる**糖質代謝**に関する問題である．基礎知識として重要であり，テキスト・文献などによって十分に理解しておくことが必要である．

1. エネルギーの担い手 (☞ハンドブック；p36)

ヒトは好気的代謝生物であり，糖質・脂質中の水素原子と酸素との反応で生じるエネルギーを，高エネルギーリン酸化合物である **ATP** として捕捉し利用している．

> エネルギー＋リン酸＋ADP　↔　ATP

2. 糖質代謝とは (☞ハンドブック；p39, 40)

肝臓は**グルコース**の血中濃度を調節するという基本的な代謝機能を持ち，グルコースを取り込みグリコーゲンに転換するか (**グリコーゲン合成**, glycogenesis)，脂肪に転換する．絶食あるいは食間期には，肝臓のグリコーゲンを分解して，血中にグルコースを放出するか (**グリコーゲン分解**, glycogenolysis)，腎臓とともに**乳酸**，グリセロール，アミノ酸など非糖質代謝産物をグルコースに転換する (**糖新生**, gluconeogenesis)．

解糖 (glycolysis) は，グルコースを代謝して**アセチル CoA** をつくり，**クエン酸回路 (TCA 回路)** による酸化へと導く主要代謝経路であり，あらゆる細胞で起こる反応である (**図 1**)．解糖によりエネルギーを ATP のかたちで獲得し，また，他の代謝経路に中間体を供給する．解糖は，酸素があれば**ミトコンドリア**(「細胞内の発電所」と呼ばれる)の呼吸鎖を利用するが (**好気的解糖**, aerobic glycolysis)，無酸素下でも働く (**嫌気的解糖**, anaerobic glycolysis)[1] (**図 2**)．好気的解糖は，**ピルビン酸**が最終産物であり，グルコースからピルビン酸に至る 10 個の連続する反応をいい，ピルビン酸を酸化的脱炭酸してアセチル CoA にする．また，ピルビン酸が NADH (還元型ニコチン酸アミドアデニンジヌクレオチド) により還元され，最終産物として乳酸になる反応が嫌気的解糖である．赤血球などのミトコンドリアを欠く細胞，激しい運動や末梢循環不全を生じる多様な病態のように，酸素の供給不足という条件下の細胞でも，嫌気的解糖により ATP が産生され得る．

好気的条件では**グルコース 1mol 当たり 38mol の ATP** が，また**嫌気的条件**では **2mol の ATP** が産生される．ピルビン酸からアセチル CoA ができる．アセチル CoA は，糖質からだけでなく，タンパク質や脂質からも生成される．アセチル CoA はクエン酸回路に入る．クエン酸回路で生成された NADH は，**電子伝達系**により ATP 生成に利用され，クエン酸回路で 2mol の ATP，電子伝達系で 34mol の ATP が産生される．

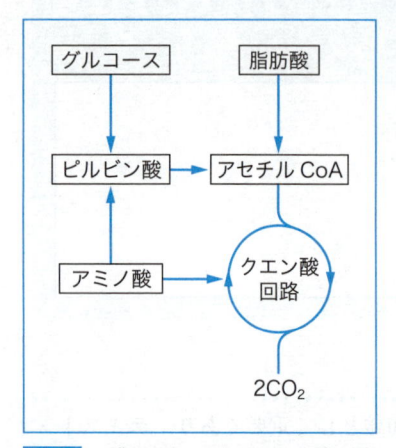

図1 グルコース・アミノ酸・脂肪酸からの異化の代謝過程
（☞ハンドブック；p38）

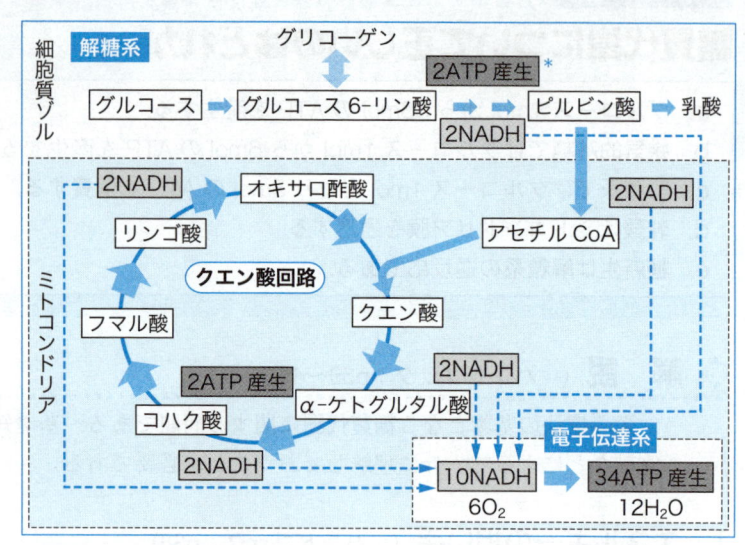

図2 糖質代謝反応（解糖系・クエン酸回路・電子伝達系の関連）
（☞ハンドブック；p42）

＊：4molのATPが産生されるが，2molのATPが消費され，嫌気的解糖では最終的に2molのATPが生成される．好気的解糖では，細胞質ゾルの2molとクエン酸回路および電子伝達系の36molを合わせて38molのATPが産生される．

3．糖新生（☞ハンドブック；p44, 45）

血中のグルコースは，食事とグリコーゲン分解と糖新生の3つの供給源から得ることができる．糖新生とは，ピルビン酸や乳酸，あるいはクエン酸回路の中間代謝産物の1つであるオキサロ酢酸からグルコースを生成する過程をいう．糖新生は解糖系の逆反応ではなく，解糖系と異なった3つの酵素反応からなる．

解 答 ■■■ a

a. グルコース1molから38molのATPを産生する．
b. 嫌気的解糖ではグルコース1molから **6 2** molのATPを産生する．
c. 解糖系ではグルコース1mol当たり **3 2** molのATPを消費する．
d. 乳酸はミトコンドリア膜を通過する **しない**．
e. 糖新生は解糖系の逆反応である **ではない**．

参考文献
1) 前野正夫ほか：はじめの一歩のイラスト生化学・分子生物学：生物学を学んでいない人でもわかる目で見る教科書，羊土社，東京，p159，1999

問 17

糖質代謝について正しいのはどれか

a. 好気的代謝により乳酸が産生される．
b. ATPは主に嫌気的代謝により産生される．
c. 好気的代謝はミトコンドリア内で行われる．
d. 嫌気的代謝にはビタミンB_1が必要である．
e. 好気的代謝によりグリコーゲンが産生される．

◆ 解 説

主要なエネルギー源である糖質の代謝経路（図1）に関する問題である．酸素や補酵素の供給など条件の違いによる代謝経路・産生物質の違いや，起こり得る合併症などの理解が問われる．

1．糖の吸収と利用 （☞ハンドブック；p39）

食物中の多糖類は，唾液および膵液中のα-アミラーゼ，さらに小腸刷子縁膜の二糖類分解酵素によってグルコースに分解されて吸収され，門脈を介して肝臓に取り込まれる．その後，血中に放出されてエネルギー源となり，過剰分はグリコーゲンや脂肪に合成され貯蔵される[1]．

2．好気的解糖と嫌気的解糖 （☞ハンドブック；p40〜44）

糖質が代謝されエネルギー源として利用される場合，酸素や補酵素などの条件により反応系やエネルギー産生量が異なる．細胞内に取り込まれたグルコースは細胞質内で解糖系の代謝を受け，10段階の反応を経てピルビン酸に至る．酸素供給が不十分な状況下（**嫌気的代謝**）では，その後**乳酸**に変換され，同時に解糖系で消費したNAD^+を再生する．このときグルコース1molから合計2molの**ATP**が産生される．一方，十分な酸素供給下（**好気的代謝**）では，ピルビン酸が能動輸送によって**ミトコンドリア内**に移動し，脱水素作用を受けてアセチルCoAに変換され，オキザロ酢酸と結合してクエン酸回路（TCA回路）に組み込まれて呼吸鎖へと進行する．この反応でグルコースは完全酸化され，水，二酸化炭素とともに合計38molのATPを産生する．ただし，解糖によるATP合成は呼吸鎖より約100倍速いため，運動時などエネルギー需要亢進時は筋肉内に乳酸が蓄積する．発生した乳酸は肝臓に輸送されてピルビン酸に戻り，再び糖新生やクエン酸回路で有効利用される［**乳酸回路（Cori cycle）**］．

3．糖質代謝とビタミンB_1

ビタミンB_1は，ピルビン酸からアセチルCoAへの変換をはじめ数箇所の好気的な糖質代謝反応に必須の補酵素である．したがって，ビタミンB_1が不足すると解糖系以降の好気的代謝が障害され，乳酸産生量が増加する．その結果，乳酸アシドーシスや末梢神経障害，心機能障害などを引き起こし，重篤化すると不可逆的なWernicke脳症に至る場合もある．必要量は投与エネルギーに比例し[3]，『日本人の食事摂取基準2010年版』では推奨量0.54mg/1,000kcalとされる．一方，中心静脈栄養時は大量のブドウ糖投与に伴う代謝障害のリスクが高く，米国医師会（American Medical Association：AMA）では経口推奨量の約2倍の3mg/dayを設定している．

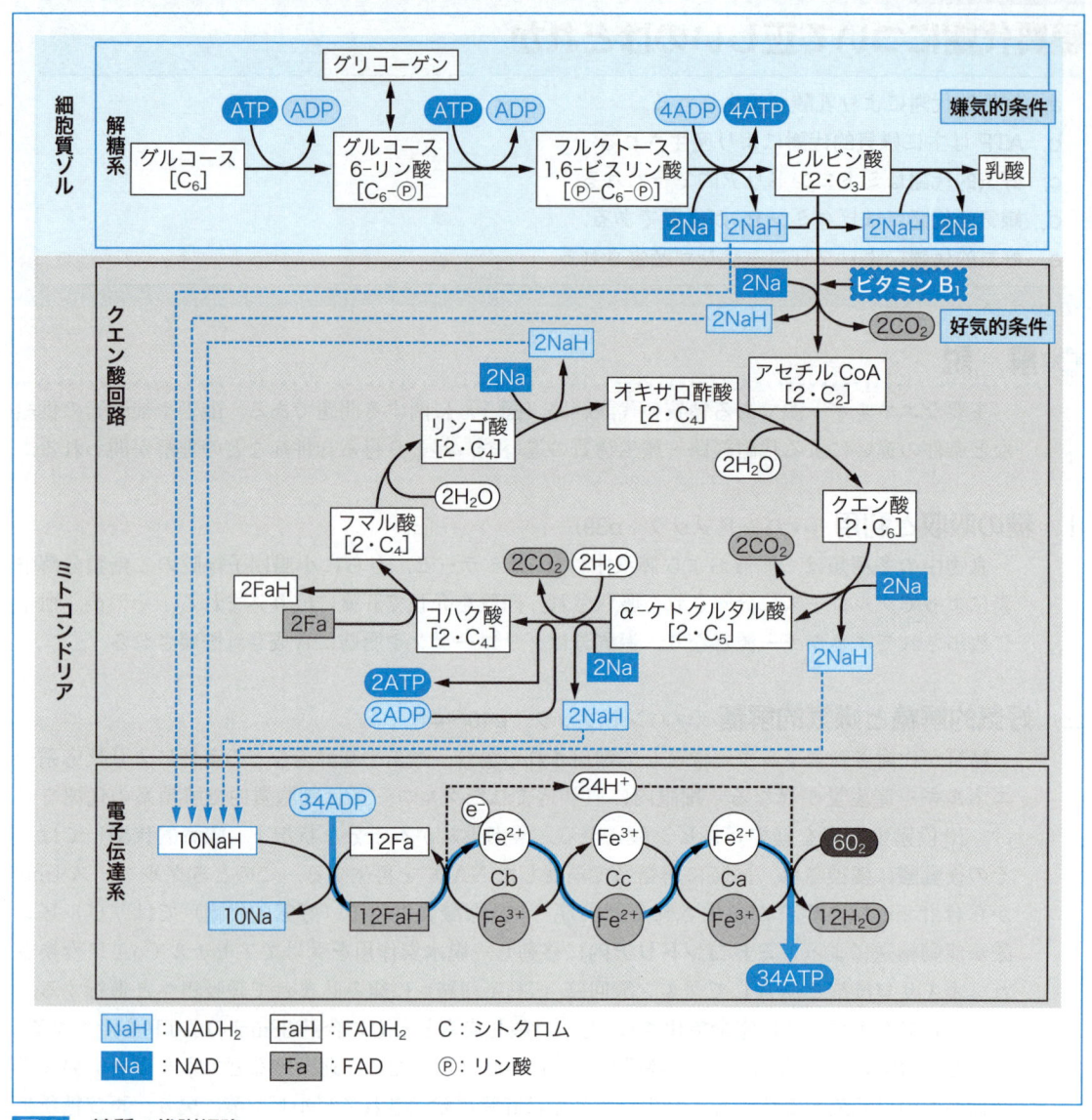

図1 糖質の代謝経路
(前野正夫ほか：はじめの一歩のイラスト生化学・分子生物学：生物学を学んでいない人でもわかる目で見る教科書，羊土社，東京，p159，1999 より改変)

4. グリコーゲンの合成

グリコーゲンは唯一の炭水化物貯蔵形態である．一般に成人男性で肝臓に72g，筋組織に245gが貯蔵され，このうち肝のグリコーゲンは絶食時にグルコースに変換されて血糖調整に，筋組織では解糖により筋自身でのエネルギー源として利用される．合成は，解糖の第1段階のグルコース6-リン酸から始まり，グルコース1-リン酸，UDP-グルコースを経て，鎖状グリコーゲンに変換され，これが重合して生成される．好気的代謝によるものではない．

解 答 ■■■ C

a. ~~好気的代謝~~ **嫌気的代謝**により乳酸が産生される．
b. ATPは主に ~~嫌気的代謝~~ **好気的代謝**により産生される．
c. 好気的代謝はミトコンドリア内で行われる．
d. ~~嫌気的代謝~~ **好気的代謝**にはビタミンB₁が必要である．
e. 好気的代謝により ~~グリコーゲン~~ **ATP，二酸化炭素，水**が産生される．

◆ 関連する重要事項

　代謝条件による糖質代謝の違いを理解する（☞ハンドブック；p39～45）．特に静脈・経腸栄養などの強制栄養下の糖大量投与時や循環不全時は，適切なモニタリングで合併症防止・早期発見に努めることが重要である．

参考文献

1) Murray RK et al：ハーパー・生化学，原著25版，上代淑人（監訳），丸善，東京，p190, 192, 202, 206, 2001
2) 前野正夫ほか：はじめの一歩のイラスト生化学・分子生物学：生物学を学んでいない人でもわかる目で見る教科書，羊土社，東京，p159, 1999
3) WHO Technical Report Series 362, FAO Nutrition Meeting Report Series 41, Requirements of vitamin A, thiamine, riboflavin and niacin. Reports of a Joint FAD/WHO Expert Group. Rome, 6-17 September 1965. FAD/WHO, Genova, p30-38, 1967

問 18

糖の安全な投与限界はどれか

- a. 5g/kg 体重/day
- b. 6g/kg 体重/day
- c. 7g/kg 体重/day
- d. 8g/kg 体重/day
- e. 9g/kg 体重/day

◆ 解 説

　　生体における糖質代謝のなかで，体外から投与される糖の酸化速度についての問題である．必須の知識であるとともに，特に静脈栄養管理時は，過剰な糖質の投与が肝機能障害，脂肪肝などの合併症を容易に引き起こすため，糖の安全な投与限界を知ることは重要である．また，侵襲などによっても修飾され得ることを理解する必要がある．さらに，血糖値の管理はさまざまな疾患の予後に影響するため，テキスト・文献などによって十分に理解しておくことが必要である．

1. 糖質代謝 （☞ハンドブック；p39〜45）

　　経口あるいは経静脈的に投与された糖質は，基本的に門脈から肝臓に運ばれ，グリコーゲン産生や脂肪合成に利用される．一方，絶食や食間期では，肝でグリコーゲンを分解しグルコースを産生するか，あるいは腎臓とともに乳酸，グリセロール，アミノ酸などをグルコースに転換し，糖新生を行って血糖値を保っている．これらの反応がみられるのは，ほとんどの組織にグルコースの最小要求量があり，脳にとっては最も利用しやすい重要なエネルギー源であるためである．
　　グルコースを最も有効にエネルギーに転換する方法は，好気的解糖による完全酸化である．嫌気的解糖だけでは，グルコース 1mol 当たり 2mol の ATP しか獲得できないが，好気的条件下では，解糖系から生じるピルビン酸をミトコンドリアのクエン酸回路（TCA 回路）を経て呼吸鎖（電子伝達系）に回すことによって，二酸化炭素と水にまで完全代謝（酸化）される．この場合，解糖だけよりもっと多くの ATP を生産し，合計 38mol の ATP を獲得できる．

2. グルコースの投与量と投与速度 （☞ハンドブック；p179）

　　グルコースの利用には，解糖系，クエン酸回路，呼吸鎖などのさまざまな酵素反応が必要であるため，その酸化速度には限界がある．したがって，適切なグルコースの投与量が守られるべきである．Rosmarin らの報告[1]では，4〜5mg/kg 体重/min のグルコース投与群では 11％の患者に 200μg/dL より高い高血糖を認めたのに対し，>5mg/kg 体重/min 投与群では 49％の患者に高血糖を認めたことから，**5mg/kg 体重/min 以下**，すなわち **7g/kg 体重/day** 以下を適切な投与量としている．

3. 糖質過剰投与と合併症

　　糖尿病などの耐糖能異常がある場合や，侵襲，感染，脱水，ステロイド下では，糖質過剰投与は高浸透圧性非ケトン性昏睡や糖尿病性ケトアシドーシスなどの重篤な合併症のリスクとなる．また，糖質過剰投与により脂肪肝や肝障害をきたすことを念頭に置いて管理する必要がある．

解答 ■■■ C

- a. ~~5g/kg 体重/day~~
- b. ~~6g/kg 体重/day~~
- c. 7g/kg 体重/day ➡ この投与速度が安全投与限界である．
- d. ~~8g/kg 体重/day~~
- e. ~~9g/kg 体重/day~~

◆ 関連する重要事項

1. ビタミン B_1 欠乏症

クエン酸回路におけるピルビン酸からアセチル CoA と α-ケトグルタル酸からスクシニル CoA へ変換する際に，ビタミン B_1 は必須であるため（図1），糖質を投与する際にビタミン B_1 が欠乏していると，重篤な乳酸アシドーシスや Wernicke 脳症，脚気，多発神経炎などの原因となる．特に経静脈栄養時にはビタミン B_1 を必ず投与する必要がある．

2. refeeding syndrome

長期間栄養不良状態が続いている患者に積極的な栄養補給を行った場合に，低リン血症，低カリウム血症，低マグネシウム血症をきたし，発熱，痙攣，意識障害，心不全，呼吸不全などの症状が出現する．栄養補給開始直後ないし4～5日後に発症する．血中リン濃度をモニタリングし，投与エネルギーを減らし，ただちに経静脈的なリン酸カリウム，マグネシウムなどの補給が必要である．近年では，重篤な低栄養患者への栄養療法開始時は，必要エネルギーの10%程度から開始し，徐々に増加させることが勧められている．

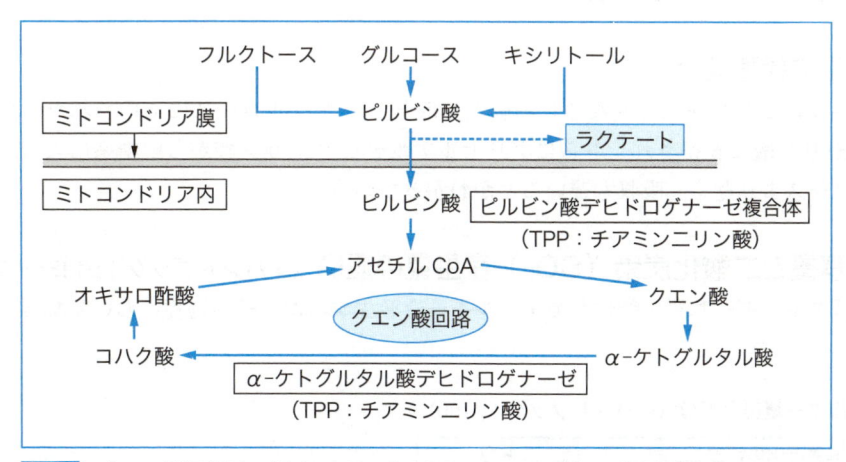

図1 クエン酸回路とビタミン B_1（チアミン二リン酸）の作用部位

参考文献

1) Rosmarin DK et al：Hyperglycemia associated with high, continuous infusion rates of total parenteral nutrition dextrose. Nutr Clin Pract **11**：151-156, 1996
2) Mirtallo J et al：Task force for the revision of safe practices for parenteral nutrition：Safe practices for parenteral nutrition. JPEN **28**：S39-70, 2004

問 19 エネルギー基質について正しいのはどれか

a. 長鎖脂肪酸と中鎖脂肪酸のエネルギー効率は等しい．
b. ケトン体はエネルギー基質として利用される．
c. グルコースはキシリトールよりも代謝速度が遅い．
d. 侵襲時には中鎖脂肪酸の酸化は抑制される．
e. 二酸化炭素（CO_2）産生量は糖質が脂肪よりも少ない．

解説

糖質，脂質，タンパク質，ケトン体などの**エネルギー基質**の代謝ならびにその特徴に関する基本的問題である．各々のエネルギー基質の基本的代謝動態とその違い，病態による変化などをテキスト・文献などによって十分に理解することが必要である．

1. 脂肪酸の代謝とエネルギー産生 （☞ハンドブック；p57, 58）

脂肪酸は酸化されてアセチル CoA となり，クエン酸回路（TCA 回路）で酸化されて ATP を産生する．**中鎖脂肪酸**（後述）は**長鎖脂肪酸**と比較し炭素数が少なく，結果としてアセチル CoA の産生量も少なくなることから，エネルギー産生量も少なくなる．一般に，長鎖脂肪酸 1g からは **9kcal のエネルギーが産生**され，中鎖脂肪酸 1g からは **8.3kcal のエネルギーが産生**される．

2. ケトン体からのエネルギー産生 （☞ハンドブック；p58）

ケトン体はアセト酢酸，3-ヒドロキシ酪酸，アセトンの総称であり，肝ミトコンドリアで産生される．肝臓で産生されたケトン体は，肝外組織（筋肉，脳など）でアセチル CoA に変換され，クエン酸回路によって酸化されエネルギーを産生する．飢餓時にはグルコースの供給が減るため，脳におけるエネルギー源になる．

3. キシリトールの代謝速度

キシリトールは**グルコース**と異なる代謝経路を取り，D-キシルロースに変換されたのちにキシルロース 5-リン酸に変換され，さらにグリセルアルデヒド 3-リン酸から解糖系に入る．代謝速度はグルコースより遅く，吸収も遅いことがわかっている．

4. エネルギー基質と二酸化炭素（CO_2）産生量の違い （☞ハンドブック；p148〜150）

生体内ではエネルギー基質を酸化してエネルギーを産生するが，その過程において酸素（O_2）

表1 エネルギー基質とRQ （☞ハンドブック；p150）

基質酸化の状態	RQ
糖質の酸化	1.00
脂肪の酸化	0.70
タンパク質の酸化	0.8〜0.9
混合基質の酸化	0.85
過呼吸（一過性で不均衡状態）	>1.00
脂肪合成（持続的栄養補給中，均衡状態）	>1.00〜1.20
ケトーシス（長期）	0.68

が消費され CO_2 が産生される．このことを利用して**安静時エネルギー消費量（resting energy expenditure：REE）**を測定するのが間接熱量測定であるが，エネルギー基質によって消費する O_2 と CO_2 の産生量が異なる．エネルギー基質の酸化状態によって CO_2 産生量と O_2 消費量，すなわち**呼吸商（respiratory quotient：RQ）**に違いがある（**表1**）．

解 答　 b

- a. 長鎖脂肪酸と中鎖脂肪酸のエネルギー効率は 等しい　異なる．
- b. ケトン体はエネルギー基質として利用される．
- c. グルコースはキシリトールよりも代謝速度が 遅い　速い．
- d. 侵襲時には中鎖脂肪酸の酸化は 抑制される　抑制されず，むしろ効果的に利用される．
- e. 二酸化炭素（CO_2）産生量は糖質が脂肪よりも 少ない　多い．

◆ 関連する重要事項

1．経静脈的な脂肪乳剤の適切な投与速度

　脂肪乳剤中の人工脂肪粒子は，加水分解された後，アポリポタンパク C Ⅱ と C Ⅲ が HDL（high density lipoprotein）に戻り，次々に血中に入ってくる人工脂肪粒子に絶え間なく供給される．しかし，脂肪粒子とHDLの数的なバランスからみて，脂肪粒子の数が血中においてHDLのそれを上回った状況下，すなわち脂肪乳剤の投与速度が速すぎた場合，HDLからアポリポタンパクの供給を受けられない脂肪粒子が血中に停滞し，脂質異常症となる．したがって，現在は0.1g/kg体重/hrの投与速度が推奨されているが，適切な投与速度を確認するためには血中トリグリセリドをモニタリングし，300mg/dL未満であることを確認する必要がある．

2．中鎖脂肪酸の吸収・代謝経路

　炭素数8〜12個の脂肪酸［カプリル酸（C8），ペラルゴン酸（C9），カプリン酸（C10），ラウリン酸（C12）など］を中鎖脂肪酸と呼び，中鎖脂肪酸で構成されたトリアシルグリセロールを**中鎖脂肪（medium-chain triacylglycerol：MCT）**という．MCTは小腸内で膵臓リパーゼや胆汁酸塩に依存することなく加水分解され，直接門脈を経て吸収される．静脈内に投与されたMCTは加水分解されやすく，長鎖脂肪酸とは異なり，**カルニチン**に依存することなくミトコンドリア内膜を通過するため，投与経路に関係なく利用されやすい．侵襲時にはカルニチンの減少をきたすことや加水分解されやすい特徴を持つため効果的に利用され，侵襲時に長鎖脂肪酸と中鎖脂肪酸の組み合わせによってタンパク質の節約効果を改善することが報告されている．

参考文献

1) Iriyama K et al：Elimination rate of fat emulsion particles from plasma in Japanese subjects as determined by a triglyceride clamp technique. Nutrition **12**：79-82, 1996
2) Mok KT et al：Structured medium-chain and long-chain triglyceride emulsions are superior to physical mixtures in sparing body protein in the burned rat. Metabolism **33**：910-915, 1984
3) DeMichele SJ et al：Enteral nutrition with structured lipid：effect on protein metabolism in thermal injury. Am J Clin Nutr **50**：1295-1302, 1989
4) 入山圭三：静脈注射用脂肪乳剤の投与上の注意．キーワードでわかる臨床栄養，改訂版，大熊利忠ほか（編），羊土社，東京，p216-219，2011

問 20

誤っているのはどれか．

- a. 飽和脂肪酸は二重結合を持たない．
- b. 不飽和脂肪酸は室温では通常液体である．
- c. 中鎖脂肪の吸収には胆汁酸が必要である．
- d. 中性脂肪はグリセロールと 3 つの脂肪酸からなる．
- e. 貯蔵脂肪の大部分は中性脂肪である．

◆ 解　説

　三大栄養素の 1 つである，**脂質**に関する基礎的な問題である．脂質の生化学的な構造や分類と，生理学的な消化と吸収についての知識が問われている．

1. 脂質とは

　水に溶けにくく有機溶媒に溶けやすい，生体に存在する「あぶら」状の物質の総称である．
　脂質は，中性脂肪がエネルギー源として使われ，複合脂質は細胞構成成分として存在する．少量で有効なホルモン，ビタミン類としても重要である．
　身体構成成分のおよそ 1/5 を占める脂質の大部分は**中性脂肪**で，脂肪と呼ばれている．（☞ハンドブック；p114，図 1「各身体構成部分とその評価法」）

2. 脂質の分類

　大別すると，単純脂質，複合脂質，誘導脂質に分けられる（**表 1**）．
　単純脂質は脂肪酸とアルコールなどがエステル結合したものである．脂肪は脂肪酸とグリセロールのエステル（酸とアルコールから水を分離して生成する化合物；RCOOH＋R′OH ⇄ RCOOR′＋H$_2$O）で，ロウは高級脂肪酸と高級アルコールのエステルである．中性脂肪（トリアシルグリセロール，トリグリセリド）は**グリセロール**に **3 つの脂肪酸**が結合している．
　複合脂質はリン酸や糖などを含む脂質で，リン脂質，糖脂質などがある．
　誘導脂質は単純脂質と複合脂質の加水分解物で，コレステロール，ステロイド，脂溶性ビタミン，ケトン体などがある．

3. 脂肪酸の分類　(☞ハンドブック；p54〜57)

　脂肪酸は，炭素数により 6 個以下の短鎖脂肪酸，8〜12 個の中鎖脂肪酸，14 個以上の長鎖脂肪酸に分けられる．
　また，二重結合の有無により，二重結合を持たない**飽和脂肪酸（saturated fatty acid：**

表 1　脂質の分類

1. 単純脂質：脂肪酸とアルコールなどがエステル結合したもの
脂肪（中性脂肪），ロウ
2. 複合脂質：リン酸や糖などを含む脂質
リン脂質，糖脂質など
3. 誘導脂質：単純脂質と複合脂質の加水分解物
コレステロール，ステロイド，脂溶性ビタミン，ケトン体など

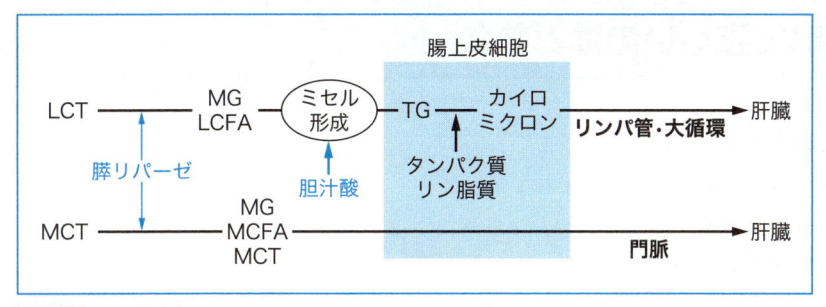

図1 脂質の消化と吸収
LCT：長鎖脂肪，MCT：中鎖脂肪，MG：モノアシルグリセロール，LCFA：長鎖脂肪酸，MCFA：中鎖脂肪酸，TG：トリグリセリド

SFA），二重結合の数が1個の**一価不飽和脂肪酸（monounsaturated fatty acid：MUFA）**，2個以上の**多価不飽和脂肪酸（polyunsaturated fatty acid：PUFA）**に分けられる．多価不飽和脂肪酸は必須脂肪酸として重要である．不飽和脂肪酸は，その不飽和結合がメチル基炭素（n炭素）から数えて何番目にあるかによって，それぞれn-3系，n-6系，n-9系に分類される．

4. 脂質の消化と吸収 （☞ハンドブック；p25，59）

中性脂肪は胆汁酸や膵リパーゼの作用によって脂肪酸とモノグリセリドに分解され，胆汁酸ミセルが形成される．腸上皮細胞内で再びトリグリセリドに合成され，カイロミクロンとしてリンパ管を経由して運ばれる．

コレステロールや脂溶性ビタミンの吸収には，胆汁酸によるミセル形成が必要である．

一方，中鎖脂肪（medium-chain triacylglycerol：MCT）は，長鎖脂肪（long-chain triacylglycerol：LCT）と異なり，胆汁酸ミセルを形成せずに吸収される．小腸粘膜内でトリグリセリドに再合成されることなく，門脈を経由して運ばれる（図1）．

解 答 ■■■ C

a．飽和脂肪酸は二重結合を持たない．
b．不飽和脂肪酸は室温では通常液体である．
c．中鎖脂肪の吸収には胆汁酸が必要で~~ある~~ **ない**．
d．中性脂肪はグリセロールと3つの脂肪酸からなる．
e．貯蔵脂肪の大部分は中性脂肪である．

◇ 関連する重要事項

脂肪酸は，二重結合（不飽和結合）の数が多いほど融点が低く，炭素数が少ないほど融点が低い．オリーブ油やゴマ油のような植物性脂肪は液体であり，マーガリンやバターのような動物性脂肪は常温で固形である．不飽和脂肪酸を多く含む植物油は融点が低いが，飽和脂肪酸を多く含む動物油は融点が高い．

参考文献
1）上代淑人ほか（監訳）：イラストレイテッドハーパー・生化学，原書28版，丸善，東京，2007

問 21

中性脂肪について正しいのはどれか

a. 糖新生に利用されない．
b. コレステロールに合成されない．
c. 心筋のエネルギー源となる．
d. 侵襲下で分解が抑制される．
e. インスリンは分解を促進する．

◆ 解　説

栄養療法の基本となる**脂質代謝**に関する問題である．

1. 脂質代謝（☞ハンドブック；p54～61）

中性脂肪とは，**脂肪酸**の**グリセリンエステル**のことである．脂肪酸の結合数によりモノグリセリド（モノアシルグリセロール），ジグリセリド（ジアシルグリセロール），**トリグリセリド（トリアシルグリセロール）**が存在するが，血中の中性脂肪のほとんどはトリグリセリドであるために，中性脂肪とトリグリセリドは同義として使われることが多い[1]．

食物中の脂質の主要成分はトリグリセリドであり，トリグリセリドは消化され**カイロミクロン**というリポタンパク質となり，血液循環に入る．カイロミクロン内のトリグリセリドは肝臓に取

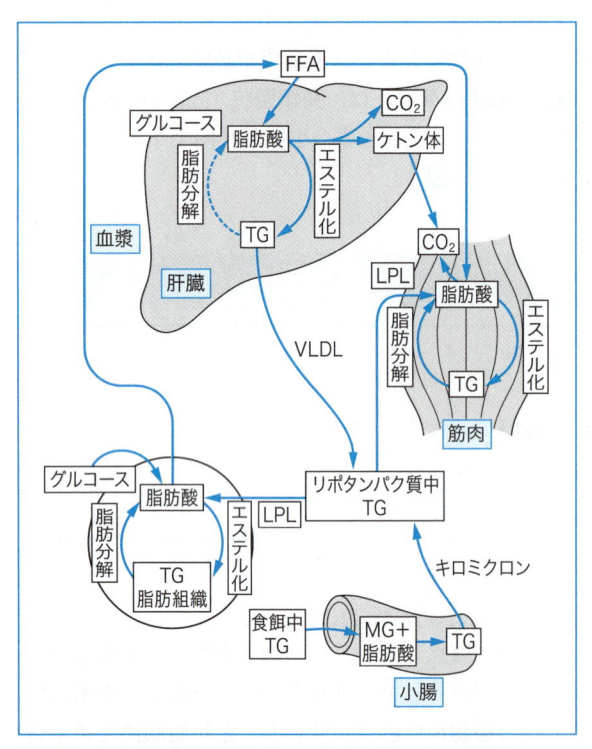

図1 脂質の中間代謝（☞ハンドブック；p60）
FFA：遊離脂肪酸，LPL：リポタンパクリパーゼ，MG：モノアシルグリセロール，TG：トリグリセリド，VLDL：超低密度リポタンパク
［Murray RK et al：ハーパー・生化学，原著25版，上代淑人（監訳），丸善，東京，p191，2001］

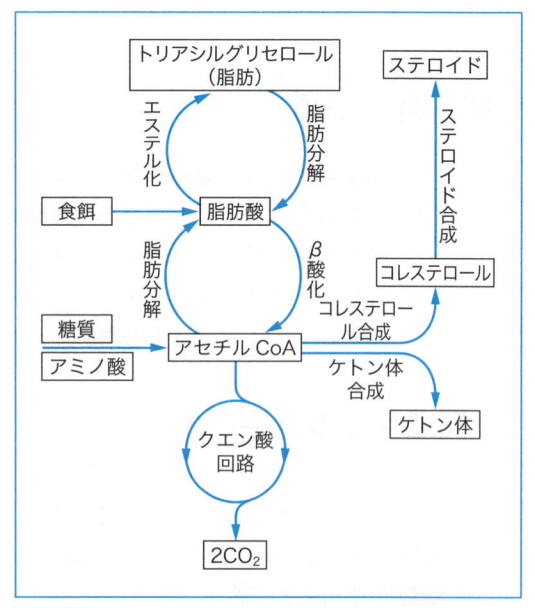

図2 脂質代謝（その主要代謝経路と最終産物）（☞ハンドブック；p58）
［Murray RK et al：ハーパー・生化学，原著25版，上代淑人（監訳），丸善，東京，p189，2001］

り入れられることはなく，**リポタンパクリパーゼ（lipopretein lipase：LPL）**を持つ肝以外の組織で代謝され，主要な**エネルギー源**として蓄積される（図1）．

脂肪酸は食物由来の脂質に加えて，糖質またはアミノ酸由来の**アセチルCoA**から合成される．脂肪酸は，酸化されてアセチルCoAとなるか（**β酸化**），エステル化されてトリグリセリドになる．**脂肪酸酸化**では，ミトコンドリア内のβ酸化によりATPを生成する（図2；問16も参照）．

ケトン体は，脂肪酸酸化が非常に速いとき，肝ミトコンドリアで生じる．血中のケトン体は容易に肝外組織で酸化され，重要なエネルギー源として利用される．

コレステロールは，組織や血漿リポタンパクのなかでは，遊離コレステロールあるいは長鎖脂肪酸と結合したコレステリルエステルとして存在しており，アセチルCoAから合成され，最終的に胆汁中のコレステロールまたは胆汁酸塩として腸管から体外へ排泄される．また，図1のようにアセチルCoAからコレステロールが合成され，コルチコステロイド，性ホルモン，胆汁酸，ビタミンDのような体内のすべてのステロイドの前駆体となる．コレステロールは典型的な動物代謝産物であり，卵黄，肉，肝臓，脳のような動物由来の食物に含まれている．また，重要な両親媒性脂質であり，細胞膜やリポタンパクの外層の主要な構成成分として使われている．

2. 侵襲下でのエネルギー源利用（☞ハンドブック；p90）

肝臓における**糖新生**に必要なエネルギーは，肝細胞の主要なエネルギー源である脂肪酸酸化によって供給される．糖新生に必要なエネルギーの80～90％は脂肪酸酸化によるために，間接熱量測定による呼吸商は0.8～1.0となる．

体内の貯蔵エネルギーは主に脂肪に蓄えられている．重症病態にある患者では脂肪組織での脂質分解が促進され，血中の脂肪酸濃度は上昇する．血中脂肪酸は部分的に肝臓と筋で酸化されるが，残りは再エステル化されてトリグリセリドとなる．他方，成人での4～5mg/kg体重/minを超える高濃度のグルコース投与を行うと，**脂肪肝**と筋組織での脂肪蓄積をきたすが，糖尿病，肥満，敗血症患者ではその頻度が高い．

肝臓でのケトン体合成は，侵襲下の飢餓では**インスリン**高値のために長期飢餓より少なく，末梢組織のエネルギー源としてはグルコースが利用される．

解 答 ■■■ C

a. 糖新生に ~~利用されない~~ **利用される**．
b. コレステロールに ~~合成されない~~ **合成される**．
c. 心筋のエネルギー源となる．
d. 侵襲下で分解が ~~抑制される~~ **亢進する**．
e. インスリンは分解を ~~促進する~~ **抑制する**．

◆ 関連する重要事項

インスリンとその他の糖質，タンパク質，脂質の中間代謝へのホルモン作用の概要に関しては，『ハンドブック』のp44（図6「糖質，タンパク質，脂質の代謝とホルモン作用」）を参照されたい．

参考文献
1) 入山圭二：脂質代謝．キーワードでわかる臨床栄養，改訂版，大熊利忠ほか（編），羊土社，東京，p90-95，2007

問22 中鎖脂肪酸について正しいのはどれか

a. 炭素数12〜18の脂肪酸の総称である．
b. 魚油に豊富に含まれる．
c. 胆汁酸ミセルを形成せずに吸収される．
d. カイロミクロンとなってリンパ管に輸送される．
e. わが国の脂肪乳剤に含有されている．

◆ 解 説 （☞ハンドブック；p54〜61）

栄養療法の基本となる脂質代謝に関する問題である．基礎知識として重要であり，テキスト・文献などによって十分に理解しておくことが必要である．

1. 脂肪酸の定義 （☞ハンドブック；p54）

脂肪酸は，炭素数により，6個以下の**短鎖脂肪酸（short-chain fatty acid：SCFA）**，8, 10, 12個の**中鎖脂肪酸（medium-chain fatty acid：MCFA）**，14個以上の**長鎖脂肪酸（long-chain fatty acid：LCFA）**に分けられる．さらにそれぞれの脂肪酸3つがグリセロールと結合して構成されたトリグリセリドを，それぞれ**短鎖脂肪（short-chain triacylglycerol：SCT）**，**中鎖脂肪（medium-chain triacylglycerol：MCT）**，**長鎖脂肪（long-chain triacylglycerol：LCT）**と呼ぶ（図1）．通常は，SCT，MCT，LCTの略記が頻用される．

$CH_3-CH_2-CH_2-CH_2-\cdots\cdots-CH_2COOH$ （炭素数は通常偶数個，炭素鎖は直鎖）

1. 脂肪酸の炭素数
   - 6個以下： 短鎖脂肪酸（SCFA）→短鎖脂肪（SCT）
   - 8, 10, 12個：中鎖脂肪酸（MCFA）→中鎖脂肪（MCT）
   - 14個以上： 長鎖脂肪酸（LCFA）→長鎖脂肪（LCT）

2. 長鎖脂肪酸（LCFA）の二重結合数
   - 0個： 飽和脂肪酸（SFA）
   - 1個： 一価不飽和脂肪酸（MUFA）
   - 2個以上： 多価不飽和脂肪酸（PUFA，必須脂肪酸）

n-6系PUFA（ω6）
$CH_3(CH_2)_4CH=CHCH_2CH=CH(CH_2)_7COOH$
リノール酸（C18：2n-6）

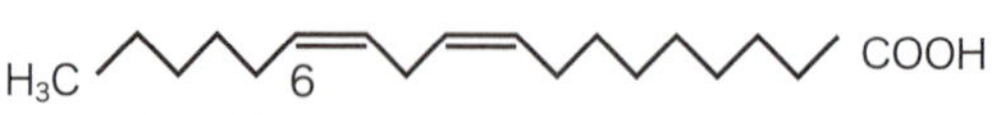

n-3系PUFA（ω3）
$CH_3CH_2CH=CHCH_2CH=CHCH_2CH=CH(CH_2)_7COOH$
α-リノレン酸（C18：3n-3）

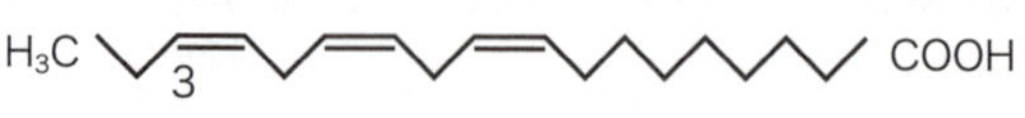

図1 脂肪酸の分類と構造 （☞ハンドブック；p55）

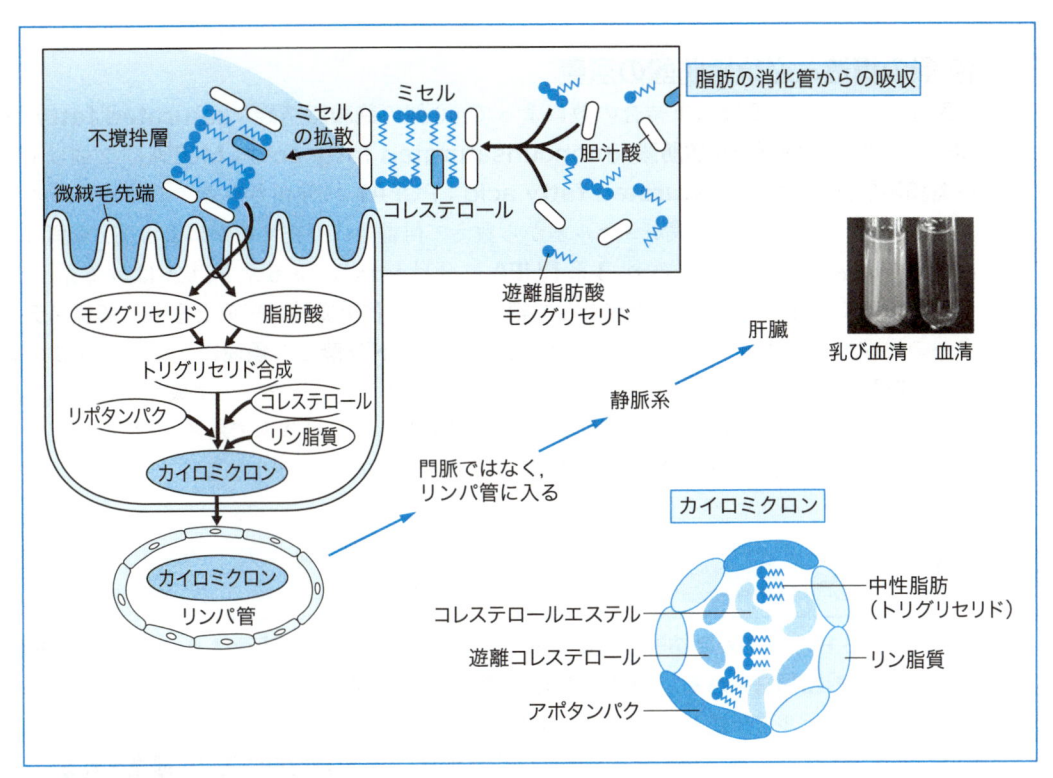

図2 脂肪の消化管からの吸収
(大地陸男:生理学テキスト,第2版,文光堂,東京,p322, 1996)

2. 中鎖脂肪酸（MCFA）の意義（☞ハンドブック；p334）

　　MCTは，吸収過程と利用のされ方がLCTと異なっている．
　　吸収過程は，小腸内で加水分解されMCFAが遊離し，小腸粘膜内でトリグリセリドに再合成されることなく，門脈を経由して直接肝臓に運ばれる．図2のようにLCTは，小腸内で加水分解されて遊離脂肪酸あるいはモノグリセリドになり，胆汁酸とミセルを形成して（**胆汁酸ミセル**），腸粘膜上皮細胞内で，再びトリグリセリドに合成される．さらにリポタンパク，コレステロール，リン脂質が集まって**脂肪粒子（カイロミクロン）**となる．カイロミクロンは水に不溶で粒子径が大きいために，門脈には流入せずに**リンパ管**に入り，胸管を経て，静脈系に入って肝臓に運ばれる．したがって，脂肪摂食後に採血すると清澄な血清ではなく，**乳び血清**となる（図2）．
　　静脈内のMCTは，LCTに比べて加水分解されやすく，経口投与，経静脈投与のいずれでも酸化的利用されやすい[2]．それは，MCFAはLCFAと異なり，ミトコンドリア内膜を輸送される際に，カルニチンに依存しないためである．したがって，胆汁酸が欠乏する病態でも吸収可能で，カルニチンが不足する病態でも，エネルギー源としての利用が容易である．したがって，肝胆膵疾患，腎疾患でのエネルギー源として投与される．

3. 脂肪酸の構造と必須脂肪酸の意義

図1のようにLCTは二重結合の数によって，0個の**飽和脂肪酸**（saturated fatty acid：SFA），1個の**一価不飽和脂肪酸**（monounsaturated fatty acid：MUFA），2個以上の**多価不飽和脂肪酸**（polyunsaturated fatty acid：PUFA）に分類される．このうち，多価不飽和脂肪酸は，二重結合の位置がメチル基から数えて何番目に存在するかによって，6個目にある***n*-6系 PUFA**と3個目にある***n*-3系 PUFA**に分けられる（*n*-6系 PUFA は ω-6系 PUFA とも表記される）．PUFA はリン脂質として細胞膜などの体構成膜の組成となり，**脂質メディエーター**の生成に関与する．特に，*n*-6系 PUFA の**アラキドン酸**と，魚油に含まれる *n*-3系 PUFA の**エイコサペンタエン酸**と**ドコサヘキサエン酸**は脂質メディエーターの生成に重要である．

そのために，栄養管理上は**必須脂肪酸**である PUFA の投与は基本である．他方，MCT は細胞膜構成には関与しないため，MCT を投与しても必須脂肪酸欠乏が生じる．

解 答 ■■■ C

a. 炭素数12〜18の脂肪酸の総称である． ➡ 中鎖脂肪酸の炭素数は 8, 10, 12 である．
b. 魚油に豊富に含まれる． ➡ 魚油には *n*-3系 PUFA が多く含まれる．
c. 胆汁酸ミセルを形成せずに吸収される．
d. カイロミクロンとなってリンパ管に輸送される． ➡ 直接門脈に入り，輸送される．
e. わが国の脂肪乳剤に含有されている． ➡ 脂肪乳剤に含有されているのは，主に長鎖脂肪酸である．

◆ 関連する重要事項

日本で販売されている**脂肪乳剤**は，大豆油の組成であり，*n*-6系 PUFA が多い．脂肪乳剤の代謝に関しては，『ハンドブック』の p59, 60 および p279, 280 を参照されたい．

参考文献
1) 大地陸男：生理学テキスト，第2版，文光堂，東京，p322, 1996
2) 入山圭二：脂質代謝．キーワードでわかる臨床栄養，改訂版，大熊利忠ほか（編），羊土社，東京，p90-95, 2007

問 23

生理食塩液を静脈投与した場合について正しいのはどれか

a. すべて血漿内にとどまる．
b. 血漿内に75％がとどまる．
c. 血漿内に50％がとどまる．
d. 血漿内に25％がとどまる．
e. 血漿内にはとどまらない．

解　説（☞ハンドブック；p70～76）

　細胞外液類似液の静脈投与時の体液分布を問う問題である．病態に適した輸液選択のために，体液と輸液製剤の両者の特徴について十分な理解が問われる．

1．体液量と分布

　成人の体液量は一般に体重の約60％を占める．これは細胞内液（40％）と細胞外液（20％）からなり，外液はさらに組織間液（15％）と血漿（5％）に分けられる．体液の割合は年齢や脂肪量によって変動し，小児ではより多く，高齢者や肥満者，女性では一般に少ない．各分画の体液組成は，区分する隔壁の性質によって，電解質組成やタンパク質濃度がそれぞれの狭い範囲で保たれる（表1）．つまり細胞内液-細胞外液間を隔てる細胞膜は，タンパク質などの高分子は通さず，電解質も特異的能動輸送によって通過が調整される．一方，組織間液-血漿間の毛細血管内皮細胞は，高分子物質は通さないが電解質や低分子物質は自由に通過させるため，両者の電解質濃度はほぼ等しい．水はいずれも自由に通過する．原則として全分画の浸透圧は常に等しく，浸透圧に影響を及ぼす組成変動があれば，水が移動して新たな**浸透圧平衡**が構築される．

2．水分・電解質輸液の種類と特徴，体液への分布（図1，表2）

　水分・電解質輸液は，①糖質液，②細胞外液類似液，③複合低張性電解質液に分類され，血管内投与後，晶質浸透圧の主な規定因子である**ナトリウムイオン（Na$^+$）の濃度**に応じて体液各

表1　体液組成（mEq/L）

	細胞外液		細胞内液
	血漿	組織間液	
陽イオン Na$^+$	140.0	145.3	13
K$^+$	5.0	4.7	140
Ca^{2+}	4.5	2.8	<2×10^{-4}
Mg^{2+}	1.5	1.0	7
陰イオン Cl$^-$	104	114.7	3
HCO$_3^-$	24	26.5	10
HPO$_4^{2-}$	2	2.3	107
SO$_4^{2-}$	1	1.2	—
有機酸	5	5.6	—
タンパク質	15	8.0	40

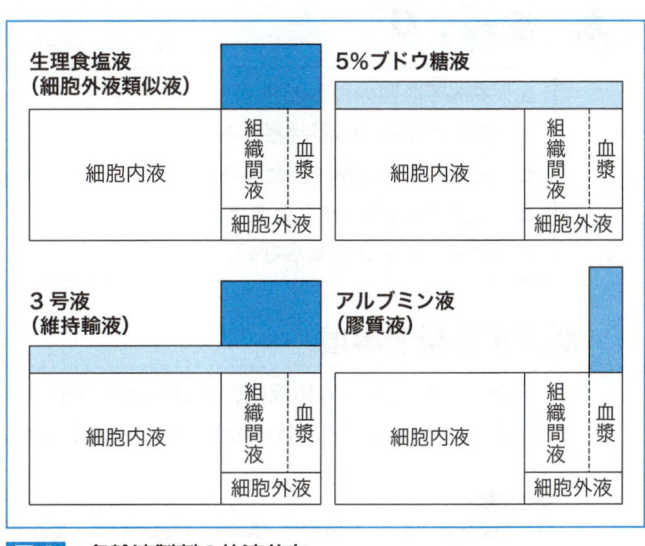

図1　各輸液製剤の体液分布
（生理食塩液（細胞外液類似液），5％ブドウ糖液，3号液（維持輸液），アルブミン液（膠質液））

表2 各種水電解質輸液の組成

	電解質濃度(mEq/L) Na⁺	K⁺	Cl⁻	乳酸Na/酢酸Na	糖(g/L)	浸透圧比
血漿	142	4	109	HCO₃⁻ 27	1	285mOsm/L
生理食塩液	154	0	154	0	0	約1
乳酸リンゲル液（例）	147	4	109	20	0	約1
5%ブドウ糖液	0	0	0	0	50	約1
1号液（開始液）（例）	77	0	77	0	23	約1
3号液（維持輸液）（例）	35	20	35	20	43	約1

分画に分配される．

たとえば糖質液の場合，正常血糖値を保つようブドウ糖は輸液後ただちに細胞内に取り込まれ，結果的に水の投与と同じになり血漿浸透圧は低下する．その結果，浸透圧平衡の原則により各分画比率にしたがって，細胞内液：組織間液：血漿（以下同様）=40：15：5（67%：25%：8%）で分配される．

生理食塩液（以下，生食）や乳酸・酢酸リンゲル液など細胞外液類似液は，Na⁺濃度が細胞外液とほぼ等しいため，輸液後に浸透圧は変わらない．よって全量が細胞外液内にとどまり，間質液と血漿に15：5（75%：25%）の割合で分配される．

複合低張性電解質液は，基本的に5%ブドウ糖液と生食をさまざまな比率で混合し，K⁺，Ca²⁺など他の電解質を添加したものであり，両製剤の混合比率に応じて体液中に分配される．たとえば1：1混合液の1号液（開始液）では，5%ブドウ糖液分は全分画に，生食分は細胞外液のみに分布するため，分配率は33%：50%：17%となる．3号液（維持輸液）は，基本的に5%ブドウ糖液と生食の4：1混合液であり，同様の理由で53%：35%：12%で分配される．つまり，Na⁺濃度が低下するほど血管内にとどまる比率は低くなる．ちなみに膠質液に分類されるアルブミン製剤は，アルブミンが隔壁を透過しないためすべて血漿中にとどまり，膠質浸透圧が上昇する．通常の血漿濃度の約5倍の25%製剤を投与した場合，輸液の約4倍量の水が他分画から血管内に移動する．

解答　d

a. ~~すべて血漿内にとどまる．~~
b. ~~血漿内に75%がとどまる．~~
c. ~~血漿内に50%がとどまる．~~
d. 血漿内に25%がとどまる．
e. ~~血漿内にはとどまらない．~~

◆ 関連する重要事項

水分・電解質輸液の体液内分布は輸液のNa⁺含有量によって異なる．体液状況に応じた選択ができるよう，各分画の体液の特徴と，各種輸液製剤の特徴を確実に理解する．

参考文献
1) 鍋島俊隆（監），杉浦伸一（編著）：症例から学ぶ輸液療法：基礎と臨床応用，じほう，東京，2005

問 24

アルカローシスをきたしやすい病態はどれか

- a. 呼吸抑制
- b. 乳酸蓄積
- c. 腎不全
- d. 頻回の嘔吐
- e. 頻回の下痢

◆ 解 説

　　酸・塩基平衡に関する問題である．酸・塩基平衡はやや難しい印象があるが，基本的な内容については必須の知識として理解しておくべきであり，テキスト・文献などで十分に勉強しておくことが必要である．

1. 酸・塩基平衡（☞ハンドブック；p80〜84）

　　生体が正常に働くためには，至適 pH が存在する．正常な動脈血中の pH は 7.35〜7.45 の間となるように，種々の緩衝系により調節されている．酸・塩基平衡が酸性側に傾く状態を**アシドーシス**，アルカリ性側に傾く状態を**アルカローシス**と呼ぶ．また，pH が＜7.4 の状態を**アシデミア**，＞7.4 の状態を**アルカレミア**と呼ぶ．すなわち，アシドーシス，アルカローシスは病態を表す用語で，アシデミア，アルカレミアは現在の状態を表す用語である．血液ガスの測定により確実に規定できるのは，アシデミアとアルカレミアである．よく混同されていることがあるため注意する必要がある．

　　酸・塩基平衡は Henderson-Hasselbalch の式（図 1）をみるとわかるように，**二酸化炭素（CO_2）分圧**および**重炭酸イオン（HCO_3^-）濃度**が大きく関与している．CO_2 分圧は主に肺における呼吸によって規定され，HCO_3^- 濃度は主に腎臓における再吸収によって規定される．CO_2 分圧の変化が最初に起こるものを**呼吸性**，HCO_3^- 濃度の変化が最初に起こるものを**代謝性**と呼ぶ．すなわち，それぞれにアシドーシスとアルカローシスがあるので，呼吸性アシドーシス，呼吸性アルカローシス，代謝性アシドーシス，代謝性アルカローシスの 4 つの病態が存在することとなる（表 1）．

$$pH = 6.1 + \log \frac{HCO_3^-}{0.03 \times CO_2 \text{分圧}}$$

図 1 Henderson-Hasselbalch の式

表 1 アシドーシスとアルカローシスにおける血液ガスパラメーターの変化

病　態	pH	HCO_3^-	CO_2 分圧
呼吸性アシドーシス	⇩	⇧	⬆
呼吸性アルカローシス	⇧	⇩	⬇
代謝性アシドーシス	⇩	⬇	⇩
代謝性アルカローシス	⇧	⬆	⇧

⬇⬆：一次変化，⇩⇧：代償機能による変化

2. アルカローシスをきたす病態

　前述の通り，アルカローシスには呼吸性と代謝性の2種類がある．まず呼吸性アルカローシスであるが，CO_2分圧が低くなる病態，すなわち肺からのCO_2排出が増加する状態であり，過呼吸がこれに相当する．一方で，代謝性アルカローシスはH^+の喪失またはHCO_3^-が過剰に産生されるか負荷される病態であり，消化管からのH^+の喪失（嘔吐による胃液の喪失が代表的）や，重曹投与，大量輸血（HCO_3^-の前駆物質であるクエン酸が含まれているため）がこれに相当する．

解　答　… d

- a. 呼吸抑制　➡ CO_2が蓄積するため，呼吸性アシドーシスをきたす．
- b. 乳酸蓄積　➡ 乳酸という酸が蓄積するということであり，代謝性アシドーシスをきたす．
- c. 腎不全　➡ 主に不揮発性の酸が蓄積するという病態から，代謝性アシドーシスをきたす．
- d　頻回の嘔吐　➡ 酸性である胃液を喪失するため，代謝性アルカローシスをきたす．
- e. 頻回の下痢　➡ アルカリ性の腸液を大量に喪失することとなるため，代謝性アシドーシスをきたす．

◆ 関連する重要事項

　アシドーシスにも，呼吸性アシドーシスと代謝性アシドーシスが存在する．呼吸性アシドーシスはCO_2分圧が高くなる病態，すなわち肺からのCO_2排出が減少する状態であり，呼吸抑制がこれに相当する．一方で，代謝性アシドーシスには，①有機酸（不揮発性酸）が蓄積するタイプ，②HCO_3^-が喪失するタイプ，③H^+が負荷されたタイプがある．有機酸が蓄積するタイプはアニオンギャップが増加し，腎不全やケトアシドーシスなどが代表的である．またHCO_3^-が喪失するタイプには頻回の下痢があり，H^+が負荷されたタイプには塩酸塩の投与などが挙げられる．

問 25

酸・塩基平衡について正しいのはどれか

- a. 呼吸性アシドーシスの補正に重炭酸塩を使用する．
- b. pHはHCO$_3^-$濃度とO$_2$分圧で規定される．
- c. 代謝性アシドーシスは呼吸性に代償される．
- d. 呼吸性アシドーシスではCO$_2$分圧が低下する．
- e. pH7.4以上をアシデミアという．

◆ 解 説（☞ハンドブック；p80〜84）

　ほとんどすべての疾患の病態生理に酸・塩基平衡異常が関係しており，酸・塩基平衡を理解することは，臨床における診断・治療において必須である．

1. 酸・塩基平衡

　体内では細胞の生命活動により，三大栄養素（糖質，脂質，タンパク質）が代謝され，代謝産物として多量の酸［二酸化炭素（CO$_2$）と水］が生成される．細胞内で産生される有害代謝産物はほとんどが酸性で，生命活動に伴う血液pH（H$^+$）の変化に対して，細胞外環境（pH 7.4±0.05）を保つために調節機構を働かせており，これを**酸・塩基平衡**という．

　血液のpHを調節しているのは**CO$_2$**と**重炭酸イオン（HCO$_3^-$）**で，調節の場は主として肺と腎である．CO$_2$の変化は呼吸性障害で，HCO$_3^-$の変化は代謝性障害で起こるため，それぞれ呼吸性因子，代謝性因子と呼ばれている．ここで重要なのはCO$_2$もHCO$_3^-$も，その絶対量ではなく，それらの比率により血液のpHが規定されるということであり（Henderson-Hasselbalchの式；問24の図1参照），測定値上の不足分を補えばよいという考えは持ってはならない．

　肺では二酸化炭素を放出することでpHを調節している．CO$_2$は，すべての細胞がエネルギー産生のために利用する酸素（O$_2$）の代謝物であり，弱酸性である．したがって，血液中のCO$_2$が増える病態では血液のpH値は下がる．他の老廃物と同様に，血液中に排出されたCO$_2$は肺に運ばれ，肺から呼気として体外へ放出される．呼吸の速さと深さを調節することで，体外へ吐き出されるCO$_2$の量と血液中のpHが調節されているのである．

　一方，腎では余分な酸を排出し，また酸を中和する塩基を産生・再吸収することで，血液のpH値を変えることができる．腎でのpH調整は，肺より緩やかなペースで行われるため，補正されるまでの時間は，肺が分単位であるのに対し，腎では数日間かかる．さらに，血液のpH値を調節する機能として，生体には**重炭酸緩衝系**と呼ばれる，炭酸（H$_2$CO$_3$）とHCO$_3^-$による酸・塩基平衡を調整する仕組みが備わっている．この緩衝系は酸と塩基の比率を調整するもので，すなわち，血中pHが低くなればH$^+$を結合してpHを上げ，高くなればH$^+$を放出して溶液のpH値の変化を最小限に抑えるよう化学的に作用するという機能を持つ．そこでは，腎によるpH調節より速やかに調整が行われており，肺や腎の負荷軽減にも役立っている．

2. 酸・塩基平衡を理解するために必要な用語と概念

　酸・塩基平衡を理解するためには，まず用語を正しく理解しておく必要がある．血液のpHが酸性（<7.4）に傾いた状態を**アシデミア**といい，逆にアルカリ性（>7.4）に傾いた状態を**アルカレミア**という．これらはいずれも状態を表すが，これに対して**アシドーシス**，**アルカローシス**とは，血液のpHを酸性あるいはアルカリ性に変化させようとする機序や病態がある状態をいう．したがって仮にpH>7.4でも，体を酸性に傾ける機序が併存していれば，アシドーシスということもあり得るのである．また，アシドーシスの場合，硫酸や硝酸，乳酸，ケトン体など通常

は測定されない有機酸の影響も評価する必要がある．陽イオンとこれらの有機酸イオン（陰イオン；アニオン）の差を**アニオンギャップ（anion gap：AG）**という．AG は，陽イオンである Na^+ から代表的陰イオンである Cl^- と HCO_3^- を差し引いた式で計算される．

3. 酸・塩基平衡異常の診断プロセス

以下の 4 段階の評価で，どのようなタイプの酸・塩基平衡異常かを診断する（図1）．

① **pH の評価**：動脈血 pH の値から，酸・塩基平衡異常のメインがアシドーシスによるアシデミアなのか，アルカローシスによるアルカレミアなのかを判断する．

② **HCO_3^- と $PaCO_2$ の評価**：HCO_3^- と $PaCO_2$（動脈血中 CO_2 分圧）の値から，酸・塩基平衡異常の主因が，呼吸性なのか，それとも代謝性なのかを判断する．

③ **Cl^- の評価**：次に注目するのは，血液中の陰イオンの大部分を占める Cl^- である．

　代謝性アシドーシスの場合，AG を計算して，正～低クロール性アシドーシスなのか，高クロール性アシドーシスなのかを評価する．体内で無機酸の上昇があれば AG が上昇する代謝性アシドーシス（**正～低クロール性アシドーシス**）となる．AG が増加する代謝性アシドーシスとしては，腎不全，糖尿病性ケトアシドーシス，乳酸アシドーシスが有名である．一方，体内で HCO_3^- が低下する場合は，代償的に Cl^- が上昇し，AG は不変となる代謝性アシドーシス（**高クロール性アシドーシス**）となる．臨床的に遭遇するのはこちらのほうが多い．

　アルカローシスの場合は，尿中 Cl 濃度が 15mEq/L 未満の場合は血漿量の低下が疑われるため，生理食塩液の輸液によって改善することが多く，**クロール反応性アルカローシス**といわれる．一方，利尿薬を用いていないにもかかわらず，尿中 Cl 濃度が 15mEq/L 以上の場合は生理食塩液の輸液では改善が見込めないため，**クロール不応性アルカローシス**といわれる．

④ **代償性変化の評価**：アシドーシスが起これば，そのアシドーシスを打ち消すため，生体は代償性にアルカローシスを引き起こす．代償範囲の逸脱が認められれば，複数の病態が合併している可能性を考えなければならない．

解　答　C

a. 呼吸性アシドーシスの補正に ~~重炭酸塩を使用する~~ **十分な換気を行う**．
b. pH は HCO_3^- 濃度と ~~O_2~~ **CO_2** 分圧で規定される．
c. 代謝性アシドーシスは呼吸性に代償される．
d. 呼吸性アシドーシスでは CO_2 分圧が ~~低下~~ **上昇** する．
e. pH7.4 以上を ~~アシデミア~~ **アルカレミア** という．

◆ 関連する重要事項

　酸・塩基平衡は，生体機能を維持するため必要不可欠な要素であり，その異常は生命の危機に直結する．酸・塩基平衡の異常は，疾患だけでなく輸液製剤そのものや，ビタミン不足によっても起こる可能性があり（☞ハンドブック；p84, 282, 303），栄養療法を行う際は常に注意しておく必要がある．また，酸・塩基平衡を調節する主な臓器は肺と腎であり，酸・塩基平衡を理解するためには，これらの臓器の生理機能も十分に理解する必要がある．『ハンドブック』では触れられていないため，他著を参照されたい．

参考文献
1) 飯野靖彦：酸塩基平衡．日腎会誌 43：621-630, 2001

栄養療法の基礎 2章

問 26

成人日本人の栄養摂取量について正しいのはどれか

- a. エネルギーのおよそ75％が炭水化物である.
- b. 60歳代男性の脂質摂取量は20歳代男性の6割である.
- c. 脂質のおよそ1％がコレステロールである.
- d. タンパク質はおよそ0.7g/kg体重/dayである.
- e. 60歳男性のタンパク質摂取量は20歳代男性の8割である.

◆ 解 説

日本の国民の栄養素摂取状況を概ね理解しておく必要がある.

1. 日本人のエネルギー摂取量とその組成

厚生労働省が2010（平成22）年に発表した『平成22年国民健康・栄養調査結果の概要について』に，栄養摂取状況の調査結果が示されている[1]．成人を20〜69歳とすると，平均**エネルギー**摂取量は男性成人（以下，男性）で2,110〜2,180kcal/day，成人女性（以下，女性）は1,610〜1,730kcal/dayである．一方，**炭水化物**の摂取量は男性で概ね300g/day，女性で220〜250g/dayである．炭水化物の燃焼で得られるエネルギーを4kcal/gとすると，男性は1,200kcal/day，女性は880〜1,000kcal/dayのエネルギーを炭水化物から得ていることになる．これは，男性も女性も**総エネルギー摂取量のほぼ55％**に相当する．

脂質に関しては，男性は55〜65g/day，女性は49〜55g/dayを摂取している．**コレステロール**の摂取量は平均すると1,000mg/day以下であるので，重量換算で脂質に占める**コレステロールの割合は1％**内外である．

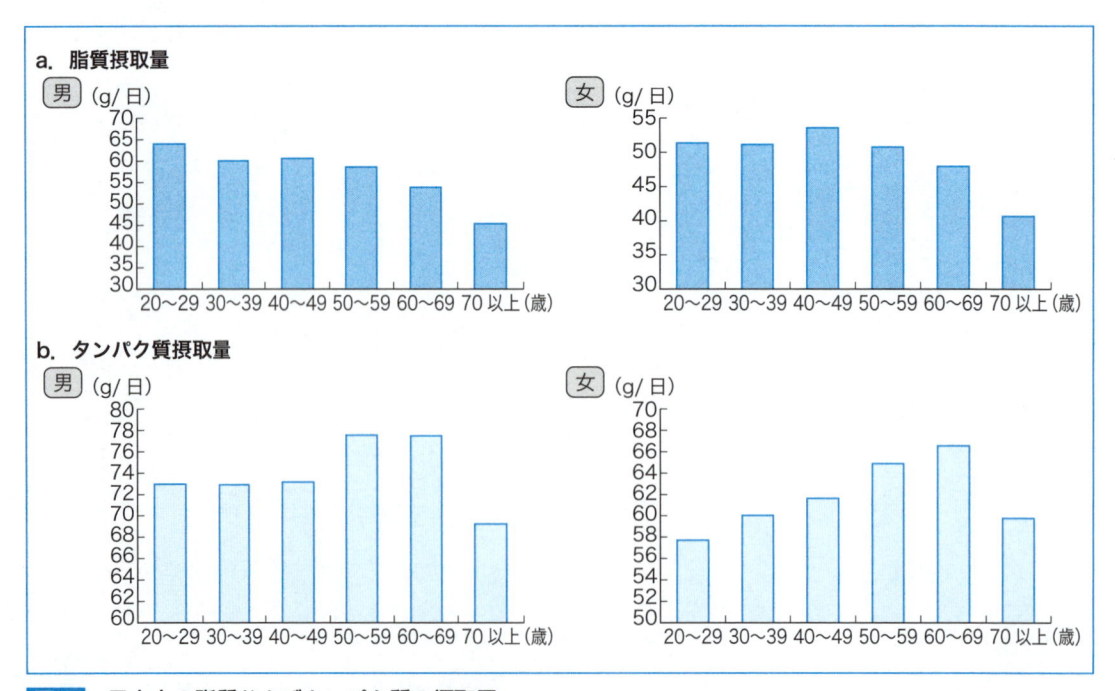

図1 日本人の脂質およびタンパク質の摂取量
（平成22年国民健康・栄養調査）

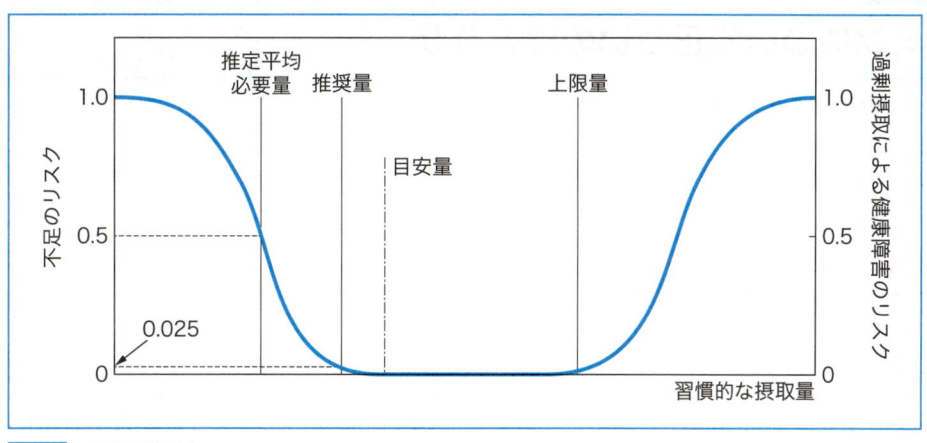

図2　推奨量とは
ある性・年齢階級に属する人々のほとんど（97〜98％）が1日の必要量を満たすと推定される1日の摂取量であり，日本人の食事摂取基準では「推定平均必要量＋標準偏差の2倍（2SD）」とされている．

　脂質の摂取量を年代別にみると，男性も女性も20〜50歳代まではほとんど変化がない．60歳代になると性別にかかわらず減少するが，男性は20歳代（65.5g/日）の84％（55.1g/日），女性は20歳代（52.3g/日）の93％（48.8g/日）を摂取している（図1a）．
　タンパク質の摂取量は，男性が73〜78g/day，女性が58〜67g/dayである．およそ**1.2〜1.3g/kg体重/day のタンパク質**を摂取していることになる．日本の成人は，タンパク質の推奨摂取量を上回るタンパク質を摂取している．なお，推奨量とは「ある性・年齢階級に属する人々のほとんど（97〜98％）が1日の必要量を満たすと推定される1日の摂取量」（☞ハンドブック：p157）である（図2）．したがって，推奨量のみの摂取では，2〜3％が欠乏に陥ることになる．
　タンパク質の摂取量を年代別にみると，男性も女性も20歳代や30歳代と比較して，50歳代，60歳代でより多くを摂取している．60歳代の男性は20歳代（73.6g/日）の106％（78.1g/日），同じく女性は20歳代（58.2g/日）の115％（67.0g/日）を摂取している（図1b）．

解答　C

a．エネルギーのおよそ ~~75%~~ **55%** が炭水化物である．
b．60歳男性の脂質摂取量は20歳代男性の ~~6割~~ **84%** である．
c．脂質のおよそ1％がコレステロールである．
d．タンパク質はおよそ ~~0.7g~~ **1.3g**/kg/day である．
e．60歳男性のタンパク質摂取量は20歳代男性の ~~8割~~ **106%** である．

◇ 関連する重要事項

　日本人の糖質，脂質，タンパク質の摂取比率（エネルギー換算）はほぼ理想的で，静脈栄養や経腸栄養を施行する際の基本となる．脂質には健康に悪いようなイメージが植え付けられているが，脂肪酸は安静時の骨格筋や心筋の主たる燃料である．

参考文献
1）厚生労働省健康局総務課生活習慣病対策室：平成20年国民健康・栄養調査結果の概要について（http://www.mhlw.go.jp/stf/houdou/2r98520000020qbb.html）

問 27

アルブミンについて正しいのはどれか

- a. 血漿タンパク分画中で最も多い．
- b. 晶質浸透圧を規定する．
- c. 血漿外には存在しない．
- d. 血中半減期は約2日である．
- e. 動的栄養評価項目である．

◆ 解 説

客観的栄養評価（objective data assessment：ODA）の1因子であり，生化学的指標として用いられるアルブミンに関する問題である．

1. 客観的栄養評価（ODA）と生化学的指標 （☞ハンドブック；p121）

ODAは臨床検査などの客観的なデータに基づいて栄養状態を評価する手段である．
栄養アセスメントで有用とされている臨床生化学的検査項目を**表1**に示す．血清タンパクの評価は体タンパク量を反映する指標として用いられる．現在，栄養評価指標として用いられている血清タンパクは，アルブミン，トランスサイレチン（プレアルブミン），レチノール結合タンパク，トランスフェリンなどの**急性相タンパク（rapid turnover protein：RTP）**（**表2**）である．

表1　血液・尿生化学検査 （☞ハンドブック；p122）

1. **タンパク／アミノ酸関連**
   a. 血液：血清総タンパク（TP），血清アルブミン（Alb），急性相タンパク（RTP）［プレアルブミン（トランスサイレチン），レチノール結合タンパク，トランスフェリン］，アミノ酸パターン，血清酵素など
   b. 尿：尿中クレアチニン，クレアチニン身長係数（CHI），3-メチルヒスチジン（3-Mehis），尿中総窒素，尿中尿素窒素（UUN），窒素平衡（NB）など
2. **糖関連**：血糖，グリコヘモグロビン（HbA1c），尿糖，尿ケトン体など
3. **脂質関連**：トリグリセリド（TG），コレステロールなど
4. **ビタミン，ミネラル（微量元素）**：血清カリウム（K），リン（P），亜鉛（Zn），銅（Cu）など

表2　RTPとアルブミン （☞ハンドブック；p123）

栄養アセスメントタンパク	トランスサイレチン（プレアルブミン）	レチノール結合タンパク	トランスフェリン	アルブミン
略号	TTR（PA）	RBP	Tf	Alb
役割	サイロキシンの輸送 RBPと結合しRBPの腎からの漏出を防ぐ	レチノール（ビタミンA）の輸送	鉄の輸送	浸透圧の維持 物質の運搬 酸化還元緩衝機能
半減期	2日	0.5日	7日	21日
分子量	55,000	21,000	76,500	67,000
基準値	男：23〜42mg/dL 女：22〜34mg/dL	男：3.6〜7.2mg/dL 女：2.2〜5.3mg/dL	男：190〜300mg/dL 女：200〜340mg/dL	3.9〜4.9g/dL

2. 血清アルブミン （☞ハンドブック；p122, 123）

　　アルブミンは肝臓で合成され，分子量 67,000，血中半減期 21 日の体内に最も多く存在するタンパク質で血清タンパクの約 60％を占めている．

　　アルブミンの代表的な機能は，血漿の膠質浸透圧の保持，生体内における物質（金属イオン，ビリルビン，胆汁酸，脂肪酸など）の輸送，生体内におけるアミノ酸の供給源，酸・塩基平衡などで重要な役割を果たしている．アルブミンの血清濃度は 3.9〜4.9g/dL であるが，この値は合成・分解されるアルブミンの量，脱水，輸液，炎症などによっても変動する．また，生体内のアルブミンプールは 3.5〜5.3g/kg であるが，約 1/3 が血管内プール（血漿アルブミン），それ以外は血管外プール（体組織，皮膚など）に存在する．一方，血清アルブミン値は栄養状態以外のステロイド，インスリン，甲状腺ホルモンなどのホルモン，脱水状態などで上昇し，炎症性メディエーター，肝機能障害，心機能障害，輸液過剰などで低下する．

3. 栄養評価指標としてのアルブミンの意義

　　アルブミンは血中半減期が 21 日と長く，血管外プールによって血清濃度が調整されていることから，栄養状態が変化しても血中濃度に急激に反映されない傾向にある．また，栄養状態が良好でも，急性侵襲下ではサイトカインを中心とする炎症性メディエーター合成が増加し，アルブミンの合成低下や血管外への移動が起きるため，血清アルブミンの低下を認めることがある．そのため，短期的な栄養状態の変化が要求される動的栄養評価の指標としては問題があるとされている．動的栄養評価項目としては，RTP（☞ハンドブック；p123），タンパク代謝動態，間接熱量測定などがある．

解 答 … a

a. 血漿タンパク分画中で最も多い．
b. 晶質 膠質 浸透圧を規定する．
c. 血漿外には 存在しない 存在する．
d. 血中半減期は 約2日 約21日 である．
e. 動的 静的 栄養評価項目である．

◆ 関連する重要事項 （☞ハンドブック；p136, 137）

　　栄養指標だけでなく血清アルブミンをはじめとする血清タンパクは予後推定栄養指数（prognostic nutritional index：PNI）を算出するうえでも用いられ，術後合併症と相関することが Buzby らにより報告されており[2]，臨床に応用されている．

参考文献
1) 亀子光明ほか：検査技師が知っておきたい栄養指標，TP，RBP，TTR，アルブミン．Med Technol **30**：917-920，2002
2) Buzby GP et al：Prognostic nutritional index in gastorointestinal surgery. Am J Surg **139**：160-166，1980

問 28

グルコースの完全酸化は次式で表される．（　）内の係数として正しいのはどれか

$C_6H_{12}O_6 + ($　$)O_2 \rightarrow ($　$)CO_2 + 6H_2O$

a. 2
b. 3
c. 4
d. 5
e. 6

◆ 解　説

栄養素の代謝，すなわちエネルギー代謝に関する基本問題である．摂取された栄養素は，細胞内で種々の化学反応によって代謝されるが，基本は酸化還元反応であり，エネルギーもこの過程で産生される．臨床栄養において生化学の知識は非常に重要である．

1. 呼吸商（RQ）　(☞ハンドブック；p148〜150)

各栄養素，特にエネルギー源として投与される糖・脂肪は，通常の好気的条件下では，酸素（O_2）と結合して水（H_2O）と二酸化炭素（CO_2）に代謝される過程において，**高エネルギーリン酸化合物**を生成することによって，生体に必要なエネルギーを産生する．この際の酸素消費量に対する CO_2 産生量の比は，臨床的には間接熱量測定による**呼吸商（respiratory quotient：RQ）**を算出するために必要である．

RQ の計算式は図1に示す通りであり，特に栄養療法においては**非タンパク呼吸商（non-protein respiratory quotient：npRQ）**が重要である．

糖は栄養療法では最も基本的なエネルギー源であり，そのうち単糖類である**グルコース（$C_6H_{12}O_6$）**が汎用されている．通常の好気的条件下では，ショ糖（二糖類）をはじめとする多糖類も基本的にはグルコースまで分解され，最終代謝産物である H_2O と CO_2 に代謝される．

化学反応式は，

$C_6H_{12}O_6 + 6O_2 \rightarrow 6CO_2 + 6H_2O$
$RQ = 6CO_2 / 6O_2 = 1.0$

で表され，1mol のグルコースを完全に酸化し，H_2O と CO_2 に代謝するために必要な酸素は 6mol であり，CO_2 は 6mol 産生されることがわかる．

RQ＝CO_2 産生量 / O_2 消費量

非タンパク RQ（npRQ）＝
$\dfrac{CO_2 \text{産生量} - 4.75* \times \text{尿中尿素窒素}(g/day)}{O_2 \text{消費量} - 5.94* \times \text{尿中尿素窒素}(g/day)}$

＊：窒素1g（タンパク質6.25g）の完全酸化に必要な O_2 消費量 5.94L，CO_2 産生量 4.75L を示す

図1　RQ と非タンパク RQ

糖は分子構造上，水素原子と酸素原子の比が 2：1 であるので，グルコース以外の糖の酸化の場合も，O_2 消費量と CO_2 産生量は等しい（等モルである）．

脂肪は種々の異なる炭素数の脂肪酸よりなり，個々の脂肪酸で分子構造は異なるので，それらの平均値として表される．たとえば，

> パルミチン酸（$C_{16}H_{32}O_2$）：$C_{16}H_{32}O_2 + 23O_2 \rightarrow 16CO_2 + 16H_2O$
> $RQ = 16CO_2/23O_2 = 0.696 \fallingdotseq 0.7$
>
> ステアリン酸（$C_{57}H_{110}O_6$）：$C_{57}H_{110}O_6 + 81.5O_2 \rightarrow 57CO_2 + 55H_2O$
> $RQ = 57CO_2/81.5O_2 = 0.699 \fallingdotseq 0.7$

となる．実際に投与される脂肪の脂肪酸組成と含有量によってこれらをすべて算出するのは実用的ではなく，臨床的には**脂肪として RQ＝0.7** で扱われる．

タンパク質についてはそもそもエネルギー源としては考慮すべきでないが，同様にアルブミンを例にとると，

> アルブミン（$C_{72}H_{112}N_{18}O_{22}S$）：$C_{72}H_{112}N_{18}O_{22}S + 77O_2 \rightarrow 63CO_2 + 38H_2O + SO_3 + 9CO(NH_2)_2$
> $RQ = 63\ CO_2/77\ O_2 = 0.818$

で表される．タンパク質にも種々の分子構造のものがあり，RQ＝0.8～0.9 とされる（主要な栄養素の RQ は問 19 の表 1 を参照）．

RQ を測定することによって，生体内でのエネルギー基質の利用状態を推測することも可能である．したがって，糖と脂肪の配合比を適宜調整するなどして，より適切な処方の決定が可能となる．

解　答　　e

> $C_6H_{12}O_6 + 6O_2 \rightarrow 6CO_2 + 6H_2O$ より，（　）内の係数は **6** である．

◆ 関連する重要事項

栄養療法において，必要エネルギー投与量を決定することは処方決定のうえで最初に行うべきことであり，その基礎となるのが**基礎エネルギー消費量（basal energy expenditure：BEE）の推計**，**間接熱量測定法（indirect calorimetry）**による**安静時エネルギー消費量（resting energy expenditure：REE）の算出**である．BEE 推計法としては，一般的に **Harris-Benedict の式**が適用されることが多い．一方，間接熱量測定法は近年ベッドサイドで普及しつつある REE 測定法であるが，特殊な機器が必要である．間接熱量測定装置は ICU では適切な栄養管理に不可欠のものであり，人工呼吸器装着中でも種々の測定は可能である．BEE，REE，**1 日の必要エネルギー量の推計方法**について理解しておくことが必要である．

参考文献
1) Harris JA：A biometric study of human basal metabolism. Proc Natl Acad Sci USA **4**：370-373, 1918
2) Weir JB：New methods for calculating metabolic rate with special reference to protein metabolism. J Physiol **109**：1-9, 1949

問 29

正しいのはどれか

a. 不可避的タンパク喪失量は成人男性で 0.3〜0.4g/kg 体重/day である.
b. 食物中のタンパク質利用率は 90％以上である.
c. タンパク代謝回転が亢進すると窒素平衡は改善する.
d. タンパク質中には平均 6.25％の窒素が含まれる.
e. 成人男性のタンパク最低必要量は 1.2〜1.5g/kg 体重/day である.

◆ 解 説

栄養療法の基本となるタンパク質，窒素代謝に関する問題である．必須の知識として理解しておくべき事項が多く，テキスト・文献などによって十分勉強しておくことが必要である．

1. 窒素代謝の概要 (☞ハンドブック；p139〜141)

生体のタンパク質，アミノ酸必要量は基本的には，正常な生理機能を維持するための各臓器の**代謝的窒素必要量（metabolic demands：MD）**とタンパク質，アミノ酸の摂取量（あるいは投与量）およびその有効利用率によって規定される．通常の栄養摂取あるいは投与（経口，経腸，経静脈的）の場合（feeding state）の平衡関係を図1に示す．

すなわち，1日の摂取窒素量（投与量）はMDを充足するに十分な量が供給され，体構成タンパク質プール（body protein pool）が維持されている．正常の生理的変動の範囲では，投与される窒素量に応じて，主として血中に存在する遊離アミノ酸プール（free amino acid pool）と体構成タンパク質プールとの間でのタンパク代謝回転（protein turnover）を調節することにより，平衡関係を維持している．MDのうち生理機能維持に伴う**不可避的タンパク喪失量(obligatory protein loss：OPL)(表1)**は，臨床的実験に基づき健康男性成人で平均約0.34g/kg 体重/day（窒素として約54mg/kg 体重/day）と報告されており（FAO/WHO，1985），実際にはOPLの補充には安全域を確保して(mean+2SD)，0.44g/kg 体重/day の良質なタンパク質（牛乳や卵白）の摂取が必要であり，これが1日のタンパク最低必要量と考えられている．また実際に生体の窒素の平衡状態（窒素摂取量＝窒素排泄量）を維持するための投与量についての推計では，食物中の**タンパク質利用率**は，最大でも70％程度であることから，**1日のタンパク最低必要量**は**約0.57（〜**

```
食物摂取,        窒素の代謝    (S)   体構成タンパク質
アミノ酸投与  →    プール    ⇄       プール
  (I)                     (B)
                    (E)↓
                   窒素排泄

(I)：タンパク（窒素）投与量
(S)：タンパク合成速度
(B)：タンパク分解速度
(E)：タンパク（窒素）排泄量
(Q)：タンパク代謝回転速度
Q＝I＋B＝S＋E，
したがって，Q＝S−B＝I−E（窒素平衡）で表わされる．
```

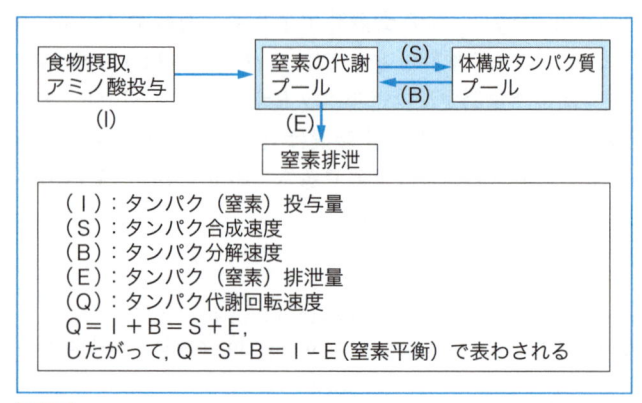

図1 Picou and Taylor-Roberts のタンパク代謝回転モデル
(☞ハンドブック；p142)

表1 不可避的タンパク喪失量（健康成人，通常食摂取時）
(☞ハンドブック；p141)

喪失経路	タンパク量 (mg/kg 体重/day)
尿	230
便	75
皮膚	19
その他	13
総タンパク喪失量	337

0.6) g/kg 体重/day（0.44×1.3〜1.4）と考えられている．

2. タンパク代謝回転（☞ハンドブック；p141）

タンパク代謝回転（N mg/hr）は単純化すると**図1**のように考えられている．すなわち生体内での代謝回転が亢進するという意味は，合成，分解，あるいは両方の代謝回転速度が亢進する（侵襲後）ことを意味し，必ずしも全体としてみた場合には，**窒素平衡（nitrogen balance）**の改善，正転を意味するものではない．この点には誤解のないよう注意が必要である．

3. 窒素平衡についての基礎

タンパク質は理論上分子構造から重量で平均16%の窒素（N）原子を含むものとして扱われる．したがってタンパク質の重量がわかれば，含有されるN重量は，これに16/100を乗ずれば算出できる．臨床栄養では1日の投与エネルギー（kcal/day）を決定し，**非タンパクエネルギー/窒素比（non-protein calorie/nitrogen：NPC/N比）**から投与窒素量を算出後，これに窒素含有量の逆数**100/16=6.25（換算係数）**を乗じてアミノ酸投与量を算出するのが普通である．

臨床的にタンパク合成速度（S），タンパク分解速度（B）を測定することは困難であるので，**図1**中の数式の置換により全身のタンパク代謝を知るうえで，投与窒素量（I）から窒素排泄量（E）を減じた窒素平衡（Q）は簡便かつ有用で，生体内の窒素代謝を反映する指標として重要である．

解　答　　a

a. 不可避的タンパク喪失量は成人男性で 0.3〜0.4g/kg 体重/day である．
b. 食物中のタンパク質利用率は ~~90%以上~~ **70%程度** である．
c. タンパク代謝回転が亢進すると窒素平衡は ~~改善する~~ **改善するとは限らない**．
d. タンパク質中には平均 ~~6.25%~~ **16%** の窒素が含まれる．
e. 成人男性のタンパク最低必要量は ~~1.2〜1.5~~ **0.5〜0.6g/kg 体重/day** である．

◆ 関連する重要事項

窒素代謝は栄養療法の基礎であるので，十分な理解が必要である．窒素代謝の図表，用語（☞ハンドブック；p140）について正確に記憶することが必要となる．必要エネルギー量より，適正窒素（アミノ酸）量を算出することは処方の決定の最初に行うことである．また，窒素平衡は臨床においても非侵襲的にタンパク代謝を知るための，簡便かつ有用な栄養評価の指標であり，栄養療法の適応，効果判定の診断においても不可欠な指標である．具体的な算出方法についても十分理解することが必要である．

参考文献

1) Millward DJ：Metabolic demands for amino acids and the human dietary requirement：Millward and Rivers（1988）revisited. J Nutr **128**：2563S-2576S, 1998
2) Wolfe RR：Whole-body protein turnover. Tracers in metabolic research. Radioisotope and Stable Isotope/Mass Spectrometry Methods, Wolfe RR（ed）, Alan R Liss, Inc, New York, p157-174, 1984
3) Garlick PJ et al：Whole-body protein turnover：Theoretical considerations. Substrate and Energy Metabolism in Man, Garrow JS et al（eds）, John Libbey & Co, London, p7-15, 1985

問 30

呼吸商（RQ）＜0.7 となる状態はどれか

- a. タンパク質燃焼
- b. 脂肪燃焼
- c. グルコース燃焼
- d. 混合基質燃焼
- e. ケトン体産生時

◆ 解 説

　　　　間接熱量測定によって得られた**呼吸商（respiratory quotient：RQ）**について，エネルギー基質の知識を問う問題である．RQ は，投与したエネルギーが有効に利用されているかを推測することに有用な指標である．

1. 間接熱量測定法（☞ハンドブック；p148）

　　間接熱量測定法は，エネルギー基質を生体内で酸化してエネルギーを産生するときに必要な酸素消費量と，その結果生じる二酸化炭素産生量とを測定し，安静時エネルギー消費量と RQ を測定する方法である．この測定には特殊な装置が必要であり，また測定に際しても種々の条件を満たしていない場合には，測定値の信頼性が失われる．

2. エネルギー基質と RQ（☞ハンドブック；p149, 150）

　　RQ とは，エネルギー基質を酸化したときに消費した酸素量に対する発生した二酸化炭素量の割合である．生理学的には 0.67～1.3 である（**問 19, 28 参照**）．

3. RQ と代謝動態（図 1）

　　健常者では代謝は糖質優位で，飢餓，肝硬変，糖尿病など異化亢進状態では脂肪優位となるので，RQ は減少する．
　　栄養投与量不足の際は，飢餓により脂肪優位となり RQ は減少する．一方，栄養投与量が過量のときには脂肪合成により RQ は上昇することが知られている．しかし，RQ によってのみ栄養投与量の過不足を判定することは，感度が低いことと後述する影響因子により困難なことがある[1]．
　　胃全摘後の縫合不全のため経口摂取不能となり中心静脈栄養（TPN）を試行した症例において，npRQ（後述）は TPN 試行前で 0.76，7 日後で 0.96 であった．TPN 投与にて，脂肪エネ

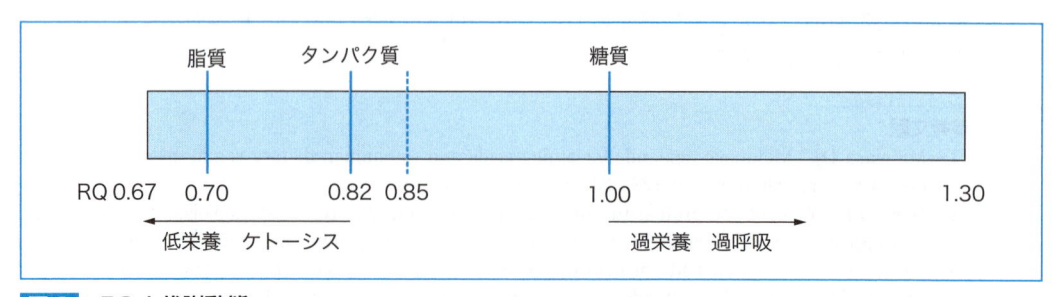

図1 RQ と代謝動態
（Stephen A et al：JPEN **27**：21-26, 2003 より改変）

ギー優位（糖20％，脂肪70％）から糖質エネルギー優位（糖80％，脂肪10％）と変化した．また，飢餓状態による脂肪酸化の亢進からの改善が認められた[2]．TPN投与にてもnpRQが低値のままであれば，糖質主体でなく脂肪乳剤の投与を選択すべきであると考えられる．

4. RQに影響する因子

a. 脂肪合成：ブドウ糖からパルミチン酸

$$9C_6H_{12}O_6 + 8O_2 \rightarrow 2C_{16}H_{32}O_2 + 22CO_2 + 22H_2O$$
$$RQ = 22/8 = 2.75$$

b. 糖新生：アラニンからブドウ糖

$$2CH_2CHNH_2COOH + CO_2 + H_2O \rightarrow C_6H_{12}O_6 + CO(NH_2)_2$$

c. ケトン体産生：パルミチン酸からβ-ヒドロキシ酪酸

$$C_{16}H_{32}O_2 + 5O_2 \rightarrow 4C_4H_8O_3$$
$$RQ = 0/5 = 0$$

このような中間代謝の過程によって，RQは変動する[3]．すなわち脂肪合成ではRQは上昇し，ケトーシスでは減少する．

三大栄養素以外のエネルギー基質のRQは以下であり，これらの代謝によってもRQは変動する（乳酸→1.00，グリコーゲン→1.00，β-ヒドロキシ酪酸→0.89，エチルアルコール0.67）．

一方，酸・塩基平衡により二酸化炭素の放出と貯留が制御されているので，アシドーシスでRQは上昇し，アルカローシスで減少する．

解答　e

- a. タンパク質燃焼 ➡ RQは0.82
- b. 脂肪燃焼 ➡ 0.70
- c. グルコース燃焼 ➡ 1.00
- d. 混合基質燃焼 ➡ 0.85
- e. ケトン体産生時 ➡ 0.68

関連する重要事項

タンパク質の代謝産物の大部分は尿中に排泄されるため，尿中尿素窒素量の測定により，タンパク質酸化による二酸化炭素産生量と酸素消費量が算出できる（問28の図1参照）．非タンパクRQ（non-protein RQ：npRQ）からは糖質と脂質の燃焼割合が算出でき，RQが0.8前後であればRQとnpRQの差は小さいと推測される．

参考文献

1) Stephen A et al：Clinical use of the respiratory quotient obtained form indirect calorimetry. JPEN **27**：21-26, 2003
2) 内田一郎ほか：栄養素摂取量：必要熱量の算定法（静脈・経腸栄養）．日本臨牀 **49**：54-57, 1991
3) Simonson DC et al：Indirect calorimetry：methodological and interpretative problems. Am J Physiol **258**：E399-E412, 1990

問 31

間接熱量計による安静時エネルギー消費量（REE）測定について正しいのはどれか

a. 絶食は不要である．
b. 読書は許可してよい．
c. 静脈栄養はいったん中止する．
d. 測定前は30分以上安静にする．
e. 人工呼吸器装着中は測定できない．

◆ 解 説 （☞ハンドブック；p142〜151）

間接熱量計による安静時エネルギー消費量（resting energy expenditure：REE）測定の条件についての問題である．測定原理とともにその応用についても知る必要がある．

1. 間接熱量測定の原理

酸素（O_2）消費量と二酸化炭素（CO_2）産生量を測定し，以下の **Weir の式** から REE を計算することが多い．

$$\text{REE (kcal/day)} = 3.941 \times O_2\text{消費量 (L)} + 1.106 \times CO_2\text{産生量 (L)} - 2.17 \times \text{尿中窒素排泄量 (L)}$$

または，タンパク質の占める割合を 12.5% とし，

$$\text{REE (kcal/day)} = 1.44\,[3.9 \times O_2\text{消費量 (L)} + 1.1 \times CO_2\text{産生量 (L)}]$$

で計算することが多い．
また，呼吸商（RQ）は，

$$CO_2\text{産生量} \div O_2\text{消費量}$$

で求められ，基質の利用状態がある程度反映しており，基質が有効利用されているかの推測に有用である．

ルームエアーから FiO_2 が 0.4 までは Weir の式でよいが，それ以上の O_2 投与では Elbyn の式が用いられる．

また，測定機器・方法には，Douglas bag 法，ミキシングチャンバー法（chamber type），**ブレスバイブレス法（breath by breath type）**があり，O_2 センサーや CO_2 センサーが機種ごとに違うことで機種によって REE の値がばらつくため，測定値の扱いには注意が必要である．

エネルギー基質の利用状態と RQ の関係については，**問 19 の表 1** を参照のこと．さらに尿中窒素排泄量と RQ から基質の利用状態を計算上求めることができる．

2. 間接熱量測定の留意点

正確な測定値を得るためには，
① 被測定者は **30 分前から安静**にする
② 外来患者は一晩**絶食**する［食事誘導性熱産生（後述）を考えて］
③ 入院患者は測定 2 時間前からいかなるものの投与を行わない
④ **静脈栄養**や経腸栄養施行患者：投与を中止せず，投与速度を一定にする
⑤ 適温・静穏な環境で測定する（テレビ，**読書**などは禁止）

などに留意する．

また，同じ機種で一定の測定時間，同一の時間帯（朝・夕）で測定するのが望ましい．

O_2消費量とCO_2産生量からWeirの式で測定値を計算するので，O_2消費量の大きく変化する病態（ショックなど）やCO_2の呼気への排泄が障害される病態（重症のCOPD）などでは，測定値の扱いには注意が必要である．

3. その他の身体活動量・エネルギー消費量の測定法

①**ヒューマンカロリーメトリ法**：ベッドやトイレを備えた部屋で呼気ガス分析を行う．マスクやマウスピースを着用せず，長時間の連続測定が可能である．

②**二重標識水法**：O_2と水素（H）の安定同位体を用いて測定する．簡便で活動制限もない．測定には最低3日かかり，測定期間中の平均の総エネルギー量しか得られない．

③**加速度計法**：加速度の大きさがエネルギー消費と相関することを利用してエネルギー消費量を推計する．

4. 食事誘導性熱産生（diet-induced thermogenesis：DIT）

食物を消化吸収運搬するときの熱産生で，摂取エネルギーの6～10％が誘発される．タンパク質を摂取したときに顕著であり（約20～30％），静脈栄養施行時においてもDITは存在する．

解答　d

a. ~~絶食は不要である．~~　➡前日夜から絶食する．
b. ~~読書は許可してよい．~~　➡テレビや読書は禁止
c. ~~静脈栄養はいったん中止する．~~　➡中止しなくてもよいが投与速度を一定にする．
d. 測定前は30分以上安静にする．
e. ~~人工呼吸器装着中は測定できない．~~　➡O_2投与下でもブレスバイブレス法などで測定できる．

参考文献

1) 田中茂穂：エネルギー消費量とその測定方法．静脈経腸栄養 **24**：5-11，2009
2) Weir JBW：New method for calculating metabolic rate with special reference to protein metabolism. J Physiol **109**：254-259, 1949

問 32

術後の患者の総エネルギー消費量に占める割合が最も大きいのはどれか

a. 基礎エネルギー消費量
b. 食事誘導性熱産生（DIT）
c. 体動に伴うエネルギー消費量
d. 疼痛に伴うエネルギー消費量
e. 発熱に伴うエネルギー消費量

解　説

　適正なエネルギー投与量は，**エネルギー消費量（energy expenditure：EE）** の正確な算定によって求められる．EE を機械的に算定するのではなく，その概念を十分に理解する必要がある．

1. エネルギー消費量（EE）の概要

　EE は個体が消費するエネルギーを意味し，その単位は通常「kcal/日」で表される．**総エネルギー消費量（total energy expenditure：TEE）** は，**基礎エネルギー消費量（basal energy expenditure：BEE）**，**食事誘導性熱産生（diet-induced thermogenesis：DIT）**，**活動時エネルギー消費量（activity energy expenditure：AEE）** の 3 つの要素からなる．また，**安静時エネルギー消費量（resting energy expenditure：REE）** は BEE と DIT の和である．すなわち，TEE＝BEE＋DIT＋AEE＝REE＋AEE として表される．

　なお，**基礎代謝量（basal metabolic rate：BMR）** は BEE と同義である．

2. 基礎エネルギー消費量（BEE）

a. BEE とは　（☞ハンドブック；p146）

　BEE は「食後 10 時間以上経過，臥床，覚醒，正常体温および環境温度，非ストレス下という条件下で個体が消費する熱量」と定義されている．BEE は体表面積，すなわち身長と体重に相関する[1]．身長，体重が同じ個体間で比較すると BEE は加齢により減少し，男性の数値が女性より大きい．BEE を推定する Harris-Benedict の式は，体重，身長，年齢を変数として，男女で異なる．

b. BEE に影響を与える因子　（☞ハンドブック；p150，151）

　健康時の一個体の BEE は一定であるが，疾病時や異常環境下ではこれが変動する．

　発熱，高温や低温環境，身体的・精神的ストレスは BEE を増加させる．また，低体温や飢餓時には BEE が減少する．体温の 1℃ 上昇に伴う BEE の増加はせいぜい 13% である[2]．エネルギー必要量の算定に後述の活動係数とともに用いられているストレス係数（stress index：SI）は，ストレス時の非活動 EE を BEE との比で表したものである（**表 1**）．手術の SI はせいぜい 1.5 である．したがって，増加分（BEE×0.5）の一部である **疼痛による EE** が BEE を超えることはない．

3. 食事誘導性熱産生（DIT）と安静時エネルギー消費量（REE）

　DIT は栄養摂取による EE の増加を意味し，かつては「特異動的作用」（specific dynamic action：SDA）と言われていた．これは，栄養素の消化・吸収・代謝に消費される熱量と考えられている．タンパク質による DIT は，糖質や脂質に比べて大きい．DIT は BEE の 10% 程度である．

表1 ストレス因子とSI（☞ハンドブック；p151）

ストレス因子	SI
飢餓状態	0.6～0.9
小手術	1.2
中等度手術	1.2～1.4
大手術	1.3～1.5

表2 活動因子とAI（☞ハンドブック；p151）

活動因子	AI
寝たきり（意識低下状態）	1.0
寝たきり（覚醒状態）	1.1
ベッド上安静	1.2
ベッド外活動	1.3～1.4

　REEはBEEにDITを加えたものであり，DITの影響を除外したBEEに比べてより実践的な概念である．持続的に栄養が投与されている場合などの間接熱量測定値は，まさにREEである．

4. 活動時エネルギー消費量（AEE）（☞ハンドブック；p151）

　AEEは**体動・運動時のEE**である．患者のAEEをBEEとの比で表したものが活動係数（activity index：AI）である（**表2**）．手術後のAIは最大1.4程度であり，体動に伴うEEはBEEを超えない．

解　答　　a

a. 基礎エネルギー消費量
b. ~~食事誘導性熱産生（DIT）~~
c. ~~体動に伴うエネルギー消費量~~
d. ~~疼痛に伴うエネルギー消費量~~
e. ~~発熱に伴うエネルギー消費量~~

参考文献
1) Du Bois D et al：Clinical calorimetry. A formula to estimate the approximate surface area if height and weight be known. Arch Intern Med 17：863-871, 1916
2) Burszstein S et al：Energy metabolism. Indirect Calorimetry, and Nutrition, Williams & Wilkins, Baltimore, p41, 1989

（編者注）
REEの厳密な意味は本問題で解説される通りであるが，近年安静時に測定したエネルギー消費量を広義に解釈してREEとして用いることが多い．

問33

正しいのはどれか

a. 標準体重は年齢から推計できる．
b. 必要エネルギーの概算は標準体重に基づく．
c. 除脂肪体重は骨の重量を含まない．
d. 除脂肪体重は年齢とともに増加する．
e. 6ヵ月間で10％の体重減少は有意である．

◆ 解　説（☞ハンドブック；p102〜106）

　　栄養療法の基本となる体重についての問題である．体重は，外来での初診時に最も簡単に知り得る栄養評価，処方の決定に必須の指標であり，体重測定はすべての患者に施行されなくてはならない．簡単であるがゆえに，これまで重要視されてこなかった傾向があるが，身長，体重，年齢，性別のみで栄養療法の基本的部分は策定可能であるので，外来初診時の担当医の認識・能力が問われる．以後の治療・予後にも大きく影響する．

　　BMI（body mass index） は1835年，ベルギーのQueteletによって考案された体格を評価する指数である．WHOがBMIによりあらゆる疾患の有病率を調査した結果，BMI 22付近の体格が最も低い（栄養状態以外の要因も多々関係していると思われるが）と発表されて以来，1980年代から栄養状態の評価として頻用されるようになった[1]．**BMI＝体重（kg）/身長（m^2）** で求められることは周知の通りである．WHOの診断基準は**表1**に示す通りで，**身長**から**標準体重**の推計が可能である．

　　体重測定の大きな意義は，**エネルギー必要量**の算定に不可欠なことである．**基礎エネルギー消費量（basal energy expenditure：BEE）** の推計で最も古くかつ繁用されている方法が，次に示す**Harris-Benedictの式**である．

```
（男性）BEE = 66.47 + 13.75Wt + 5.0 Ht − 6.75A
（女性）BEE = 655.1 +  9.56Wt + 1.85Ht − 4.68A
         Wt：体重（kg），Ht：身長（cm），A：年齢（year）
```

　　原著によれば**実測体重**に基づいて計算することとなっており，年齢や体格の差による体組成の変動などは考慮されていないことから，近年，推計値が過剰傾向となることが指摘されている．たとえば，ASPENでは**除脂肪体重（lean body mass：LBM）** が加齢とともに減少すること

表1　BMIによる診断基準

分類	境界値
低体重	<18.50
普通体重	18.50〜24.99
過体重	≧25.00
前肥満	25.00〜29.99
肥満	≧30.00

（WHO, 1995／WHO, 2000／WHO, 2004）

表2　体組成の定義

1.	除脂肪体重（LBM）：75〜80％BW
	実測体重−細胞外脂肪重量 （細胞膜構成脂肪を含む）
2.	除脂肪組織量（FFM）：68〜78％BW
	LBM−細胞膜構成脂肪
3.	body cell mass（BCM）：30〜38％BW
	全体構成細胞重量 （細胞外・細胞膜構成脂肪を含まない） （体液，体重中の諸成分は含まない）

BW：実測体重

表3 体重に関する栄養評価指標（☞ハンドブック；p105）

1. **%標準体重**＝実測体重/SBW×100
2. **%通常時体重**＝実測体重/UBW×100
3. **%体重変化**＝（UBW−実測体重）/UBW×100
4. 体重変化率（%体重変化）による栄養状態の評価（有意の体重変化と判定されるもの）*：
   %体重変化　≧1～2%/1週間　　7.5%/3ヵ月
   　　　　　　5%/1ヵ月　　　　10%/6ヵ月

*：10%以上の体重変化は期間にかかわらず有意と判断する.
SBW：標準体重（standard body weight），UBW：通常時体重（usual body weight）

から，51歳以上では推計されたエネルギー投与量から，男性で300kcal，女性で600kcalを減ずることを推奨している．

栄養療法の目的は，糖・脂肪のエネルギー源を投与し，体タンパクをいかに有効に合成するかということである．この意味では，LBM，**除脂肪組織量（fat free mass：FFM）** を基本に投与エネルギーを考慮すべきと考えられるが，臨床的にこれらを同定することは困難であるので，極度の肥満などの特殊な場合を除き，基本的には実測体重によって推計される．体組成の定義については**表2**に示す通りである．

臨床的に体重に関する栄養評価の指標にはいくつかのものがある（**表3**）．このうち**%体重変化（体重変化率）** については期間と減少率によって有意と判断する基準が示されているが，基本的に短期間で減少率が大きいほど，重篤な栄養障害と判定される．また，**意図しない体重減少が10%以上** みられる場合には**栄養療法の適応** であり，期間にかかわらず有意の体重減少と診断され，早急な対応が必要である．

解答　e

a. 標準体重は **年齢 身長** から推計できる．
b. 必要エネルギーの概算は **標準体重 実測体重** に基づく．
c. 除脂肪体重は骨の重量を **含まない 含んでいる**．
d. 除脂肪体重は年齢とともに **増加する 通常は減少する**．
e. 6ヵ月間で10%の体重減少は有意である．

◆ 関連する重要事項

身長，体重，年齢，性別などをはじめとする初診時の**理学的所見**は，栄養療法の診断では最も大切な所見である．主観的包括的アセスメント（subjective global assessment：SGA），客観的栄養評価（objective data assessment：ODA）のいずれにおいても診断項目や測定法，所見の評価について正確に知っておくことが必要である．

参考文献
1) James L et al：Relative merits of the weight-corrected-for-height indices. Am J Clin Nutr **34**：2521-2529, 1981
2) Hennessy KA et al（eds）：Substrate metabolism-carbohydrate, lipid, and protein. Nutrition Support Nursing, 3rd ed, ASPEN, 1996

問 34

栄養評価について正しいのはどれか

- a. MNA®は二次スクリーニングとして用いられる．
- b. ODA とは主観的栄養評価のことである．
- c. 上腕周囲長は体脂肪量を反映する．
- d. 総リンパ球数は動的栄養指標である．
- e. トランスフェリンは動的栄養指標である．

◆ 解　説 （☞ハンドブック；p102～138）

　　栄養管理の基本となる栄養アセスメントに関わる問題である．栄養指標とスクリーニングツールを理解する（表1）．

1. 栄養スクリーニングとは

　　一次スクリーニングには，**主観的包括的アセスメント（subjective global assessment：SGA）**[1])が用いられることが多く，外来診察で入手可能な簡単な情報（問診，病歴，理学的所見など）で栄養障害や患者のリスクを予測する．
　　MNA®，MUST，NRS2002，成長曲線などもスクリーニングツールとして用いられている．

① **MNA®**：Vellas と Guizog らによって提唱された問診票を主体とする簡便なスクリーニング法である．近年は，さらに簡略化された MNA®-SF（short form）も出ており，BMI が測定不能な場合には，ふくらはぎ周囲長を計測値として用いることができる．基本的には65歳以上の高齢者を対象としたツールである．

② **MUST**：英国静脈経腸栄養学会（British Association for Parenteral and Enteral Nutrition：BAPEN）の栄養障害対策委員会によって考案された栄養障害スクリーニング法である．使用される栄養指標は①身長，②体重，③BMI の3項目であり，最近5日間の栄養摂取状況の聞き取りが加わる．成人用のスクリーニングツールである．

③ **NRS2002**：初期スクリーニング（4つの問診：①BMI 20.5以下である，②最近3ヵ月で体重減少がある，③最近1週間以内に食事摂取量の減少がある，④重篤な疾患を有している）で1つでも該当すれば，次の詳細なファイナルスクリーニング（栄養状態の評価項目に疾病の重症度を加味した評価）を行う．入院患者一般に対して有用である．

表1　栄養障害のスクリーニングとアセスメントの方法 （☞ハンドブック；p104）

1. スクリーニング（nutritional screening）
a. SGA（subjective global assessment）：主観的包括的アセスメント，Baker JP et al, 1982．特別な手技や機器を必要としない．教育・訓練によりほぼ100%診断可能
b. MNA®（mini nutritional assessment）：Guigoz Y et al, 1996
c. MUST（malnutrition universal screening tool）：BAPEN, 2003
d. NRS（nutritional risk screening）2002：ESPEN, 2003
2. アセスメント（full assessment, objective data assessment：ODA）
Baker らは，SGA に対し ODA と記載している．生化学的検査や特殊な機器を要する
a. 身体計測値
b. 間接熱量測定法
c. 生化学的検査値（尿，血液，免疫能）
d. 栄養補給の状況（栄養管理法からのアセスメント）

④**成長曲線**：身長・体重による発育の指標で，小児に対して最も有用である．

2. 栄養アセスメントに用いる栄養指標

栄養アセスメントは，問診，身体所見（体重・身長計測），各種検査に基づいて行われる．栄養アセスメントの指標として，①問診，視診，触診，②栄養摂取量の調査，③身体計測（体重，上腕三頭筋部皮下脂肪厚，**上腕周囲長**，上腕筋囲長），④尿検査，⑤血液生化学検査，⑥免疫能がある．SGAに対して，身体計測を含む臨床検査値は**客観的栄養評価（objective data assessment：ODA）**と呼ばれている．

また，ODAの検査値を，さらに**静的栄養指標（static index）**と**動的栄養指標（dynamic index）**に分けることができる．

機能的なアセスメントに用いる大腿四頭筋筋力，呼吸筋力，握力に加えて，免疫能や神経機能検査，間接熱量測定，rapid turnover protein（RTP；**トランスフェリン**等）などは動的栄養指標である．

総リンパ球数（total lymphocyte count：TLC）などの検査値を組み合わせて，患者のリスクや予後を判定する数々の**予後推定栄養指数（prognostic nutritional index：PNI）**や**PINI（prognostic inflammatory and nutritional index）**[2]も世に出ている．

解 答 ■■■ e

a. MNA®は **二次** **一次** スクリーニングとして用いられる．
b. ODAとは **主観的** **客観的** 栄養評価のことである．
c. 上腕周囲長は **体脂肪量** **筋肉量** を反映する．
d. 総リンパ球数は **動的** **静的** 栄養指標である．
e. トランスフェリンは動的栄養指標である．

参考文献
1) Baker JP et al：A comparison of predictive value of nutritional assessment techniques. Hum Nutr Clin Nutr **36**：233-241, 1982
2) Ingenbleek Y et al：A prognostic inflammatory and nutritional index scoring critically ill patients. Int J Vitam Nutr Res **55**：91-101, 1985

問35 下記の症例において欠乏が疑われるビタミンはどれか

68歳男性．3週前に眼球結膜の黄染を自覚するも放置していた．近医受診時の直接ビリルビン値は 16.7mg/dL であり，精査の結果，肝門部胆管癌の診断を得た．手術を控え，減黄目的に経皮経肝胆管ドレナージが施行され，2週間が経過したころから止血困難な鼻出血が出現した．

a. ビタミンA
b. ビタミンD
c. ビタミンK
d. ビタミンE
e. 葉酸

◆ 解説（☞ハンドブック；p160）

脂溶性ビタミン（**ビタミンA，D，K，E**）の吸収における**胆汁酸**の役割を理解することが肝要である．特にビタミンKについて『日本人の食事摂取基準 2010 年版』では，潜在的欠乏症を回避できる摂取量に体重比，成長が加味されて策定されており，血液凝固阻止薬のワルファリン服用者では個別の対応が必要とされている．

1．胆汁酸の腸肝循環（☞ハンドブック；p30）

胆汁酸は胆汁の主成分であり，肝細胞内でコレステロールより合成され，毛細胆管膜上に存在する輸送タンパクによって毛細胆管内腔に分泌される．そして，胆嚢に貯蔵濃縮された後に胆道系を経て十二指腸に放出され，その大部分は回腸末端で再吸収されて，再び肝臓へ戻るという**腸肝循環（enterohepatic circulation）** を繰り返す．

2．脂溶性ビタミンの吸収

脂溶性ビタミンと食事由来の脂質は，胆汁酸存在下で**ミセル化**した後に**カイロミクロン**に結合してリンパ管を経由し吸収される．したがって，胆汁酸塩の欠乏は吸収不良を引き起こし，脂肪便および脂溶性ビタミン欠乏を発症することがある．

ビタミンK欠乏はプロトロンビン値を減少させる．胆汁うっ滞が長期に及ぶと，ビタミンDとカルシウムの吸収不良を伴い，骨粗鬆症や骨軟化症を引き起こす．

3．肝疾患における血液凝固異常

一般に，肝不全以外の急性肝炎では，血小板減少を伴わないかぎり出血傾向を認めることは少ないが，慢性的な経過をたどる胆汁性肝硬変や閉塞性黄疸では，しばしば出血症状を認める．特に閉塞性黄疸発症時には脂溶性ビタミンの吸収が低下し，ビタミンK依存性凝固因子と総称されるⅡ（プロトロンビン），Ⅶ，Ⅸ，Ⅹ因子の生成や，ビタミンKサイクル還元酵素活性の低下によるビタミンK再利用能の低下（**問43参照**）が生じる．

Ⅱ因子（プロトロンビン）の半減期は約65時間，Ⅶ因子は約5時間，Ⅸ因子は約25時間，Ⅹ因子は約40時間であることを踏まえると，胆道閉塞により3日以上胆汁分泌障害が続き，黄疸が顕性化してくる時期には，出血傾向を念頭に置いて管理することが重要である．

解 答 ■■■ C

- a. ~~ビタミン A~~
- b. ~~ビタミン D~~
- c. ビタミン K ➡ 閉塞性黄疸症例では脂溶性ビタミンの吸収が障害される．なかでも，血液凝固に関与するのはビタミン K である．
- d. ~~ビタミン E~~
- e. ~~葉酸~~

◆ 関連する重要事項

　胆汁酸の主な役割は脂溶性ビタミンの吸収であり，特に血液凝固活性に強い影響を与えるビタミン K は納豆，クロレラ，緑黄色野菜に多く含有されている．『日本人の食事摂取基準 2010 年版』では，成人男性の 1 日の目安量は 75 μg，成人女性では 65 μg であるが，納豆 100g 中のビタミン K 含有量は 870 μg であり，市販の 1 パック 40g 程度でもワルファリンの作用を減弱する可能性がある．また，ワルファリンの唯一の併用禁忌薬は，骨粗鬆症治療薬であるビタミン K_2 製剤のメナテトレノンである．一方，閉塞性黄疸症例では食事摂取によるビタミン K の吸収は期待できないため，出血症状を予防するためには経静脈投与する必要がある．

参考文献

1) Williams WJ：Life span of plasma coagulation factor. Hematology, 2nd, McGraw-Hill, New York, p1258-1265, 1977
2) Rohd LE et al：Dietary vitamin K intake and anticoagulation in elderly patients. Curr Opin Clin Nutr Metab Care **10**：1-5, 2007

経腸栄養法と静脈栄養法 3章

問 36

体液と等張でないのはどれか

- a. 注射用蒸留水
- b. 5%ブドウ糖液
- c. 3%アミノ酸液
- d. 0.9%食塩液
- e. 10%脂肪乳剤

◆ 解 説

浸透圧の理解，および輸液の理解が試される問題である．実地臨床においてもさまざまな輸液が使用されるが，どの輸液が等張か，また浸透圧比がどの程度かを理解しておく必要がある．

1. 浸透圧

濃度の異なる2種類の液体を，半透膜を境として接触させると，濃度の薄いほうから濃いほうへと水および半透膜を通過できる物質の移動が起こる（図1の場合は左から右へ移動する）．この現象を「浸透」という．浸透により左右の液面の高さが異なるようになるが，この状態から元の液面の高さに戻すのに必要な圧力のことを浸透圧という（図1）．すなわち，浸透圧は濃度に依存する．

ここで注意すべきことは，濃度の単位にもいろいろあるということである．代表的なものとして，「g/L」「％」「mol/L」「mEq/L」といったものが挙げられる．①「g/L」は溶液1L中に溶けている物質の重さ（グラム数）を表す．②「％」は溶液100mL中に溶けている溶質のグラム数を表す．すなわち，たとえば，5%ブドウ糖液ということは溶液100mLにブドウ糖が5g溶けていることである．③「mol/L」は溶液1L中に溶けている溶質のモル数を表す．モル数とは溶質のグラム数をその物質の分子量で割ったものである．④「mEq/L」は溶液1L中に溶けている溶質の当量数である．当量数はモル数に電荷数を掛けたものであり，たとえば，2価のイオンであれば，当量数はモル数の2倍となる．浸透圧はmOsm/Lの単位で示されることが多いが，mOsm/L＝mmol/Lとなる．

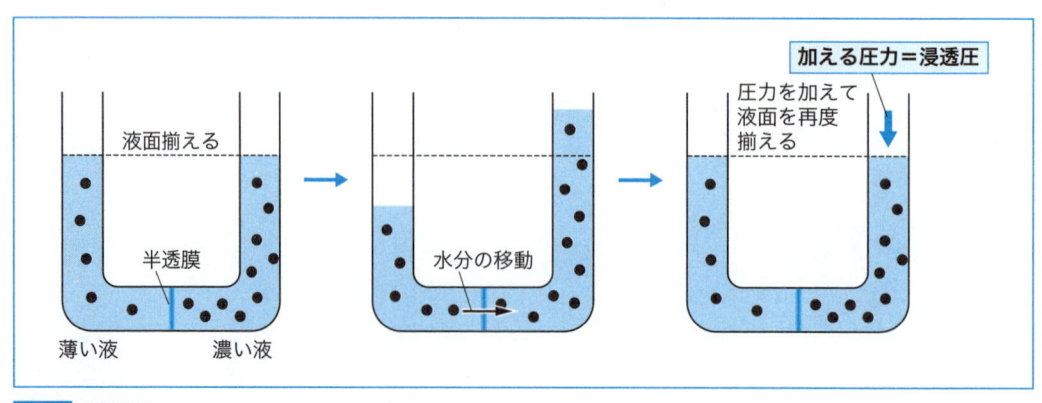

図1 浸透圧

2. 低張，等張，高張とは (☞ハンドブック；p251, 252)

　　血漿浸透圧は 285±5mOsm/L に調節されている．血漿浸透圧とほぼ等しい浸透圧を持つ液体を**等張液**，低い浸透圧を持つ液体を**低張液**，高い浸透圧を持つ液体を**高張液**という．等張液の代表的なものとしては，**生理食塩液（0.9%食塩液），5%ブドウ糖液**，**乳酸リンゲル液**などがある．低張液の代表的なものとしては**注射用蒸留水**があり，高張液の代表的なものとしては，**10%食塩液**，**20%ブドウ糖液**などがある．

　　等張液を投与しても水分の移動はないが，低張液を投与すると水分は細胞内へ流入する．また，高張液を投与すると，反対に細胞外へ水分が流出することになる．すなわち，低張液の投与では細胞が膨化する一方，高張液の投与では細胞は萎縮する．

3. 輸液浸透圧の計算

① **注射用蒸留水**：溶質がないため，浸透圧は 0 である．
② **5%ブドウ糖液**：溶液 1L 中にブドウ糖 50g が溶けている溶液である．ブドウ糖の分子量は 180 であるため，5%ブドウ糖液＝278mmol/L のブドウ糖液（50/180＝0.278 のため）ということになる．すなわち浸透圧は 278mOsm/L で等張液である．
③ **0.9%食塩液**：溶液 1L 中に食塩（NaCl）が 9g 溶けている溶液である．食塩の分子量は 58.5 であるため，0.9%食塩液＝154mmol/L の食塩液（9/58.5＝0.154 のため）ということになる．ただし，ここで注意すべきことは溶液中で食塩は，ナトリウムイオン，クロールイオンにほぼ 100% 電離しているということである．すなわち，154mmol/L（ナトリウムイオン）＋ 154mmol/L（クロールイオン）となり，合わせて 308mmol/L の溶液ということになる．したがって，308mOsm/L の等張液ということができる．
④ **3%アミノ酸液**と**10%脂肪乳剤**：単純に計算することは困難であるが，それぞれ等張液となるように調整されている．

解　答　**a**

- a. 注射用蒸留水 ➡ **低張液（浸透圧 0）**
- b. ~~5%ブドウ糖液~~ ➡ 等張液
- c. ~~3%アミノ酸液~~ ➡ 等張液
- d. ~~0.9%食塩液~~ ➡ 等張液
- e. ~~10%脂肪乳剤~~ ➡ 等張液

◇ 関連する重要事項

　　輸液の浸透圧が実地臨床上で注目されるのは，末梢静脈からの投与が可能かどうかの目安として使われる場合である．この場合は，浸透圧の数値というよりも「**浸透圧比**」といった形で示されることが多い．浸透圧比とは血漿浸透圧に対する比のことであり，末梢静脈から投与可能な輸液の浸透圧比は 3 以下とすべきであるとされている．血漿浸透圧は約 300mOsm/L であるため，末梢静脈から投与できる輸液の浸透圧は約 900mOsm/L 以下ということができる．

問 37

ナトリウム負荷が最も多い輸液はどれか

a. 生理食塩液
b. 酢酸リンゲル液
c. 1号液（開始液）
d. 2号液（回復液）
e. 3号液（維持液）

解　説 （☞ハンドブック；p253, 254）

電解質輸液の電解質組成を問う問題である（**表1**）.

電解質輸液は血漿浸透圧との関係により，等張性（血漿浸透圧とほぼ同等），低張性（血漿浸透圧より低い），高張性（血漿浸透圧より高い）に分類されるが，この関係は細胞外液（血中）のナトリウム濃度（約142mEq/L）による晶質浸透圧との関係で規定される.

等張性電解質輸液は細胞外液と電解質濃度がほぼ等しく，細胞外液補充液とも呼ばれるのに対して，**低張性電解質輸液**は電解質濃度が細胞外液の1/2〜1/4で細胞外液，内液と自由水の補充に用いられる．生理食塩液と酢酸リンゲル液は等張性電解質輸液に属し，1号液，2号液，3号液はいずれも低張性電解質輸液に属する（図1, 2）.

リンゲル液は，**生理食塩液**のナトリウム濃度が血中ナトリウム濃度より高いため，ナトリウムの過剰負荷になりやすいデメリットを改善するために開発され，**酢酸リンゲル液**には酢酸ナトリウムがアルカリ化剤として配合されている.

1号液（開始液）は1/2生理食塩液を基本組成とし，カリウムフリーであるため，病態の把握ができない脱水症の初期に安全に投与できる.

表1　電解質輸液のナトリウム濃度と細胞外液分布量 （☞ハンドブック；p253）

	ナトリウム濃度	細胞外液分布量
生理食塩液（0.9%食塩液）	154mEq/L	100%
酢酸リンゲル液	130mEq/L	97%
1/2生理食塩液（1号液，2号液）	77mEq/L	67%
1/4生理食塩液（3号液）	35mEq/L	50%
5%ブドウ糖液	0mEq/L	33%

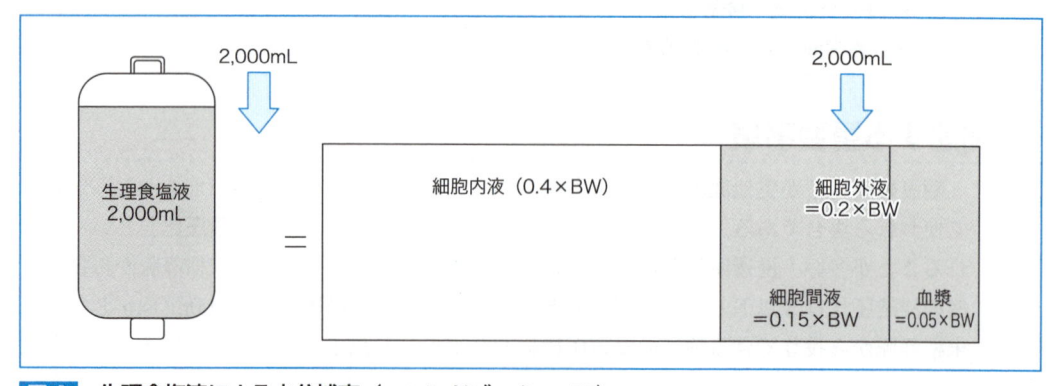

図1　生理食塩液による水分補充 （☞ハンドブック；p76）

BW：体重

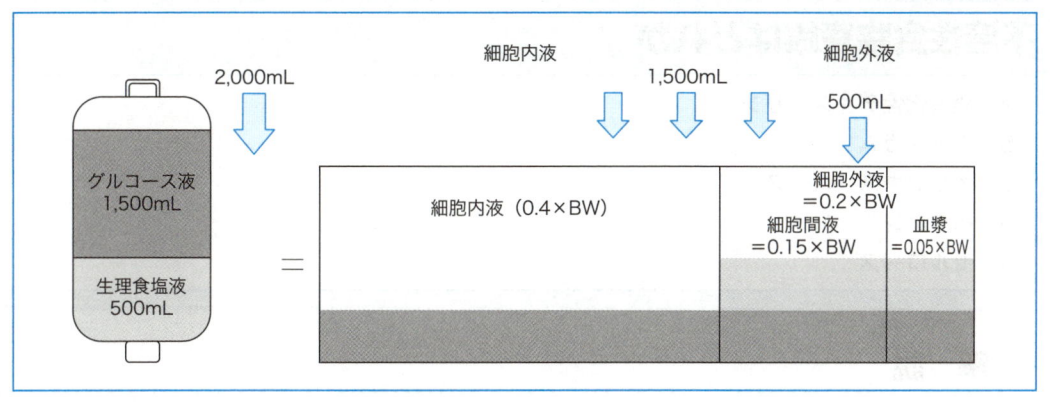

図2 3号液（1/4生理食塩液）による水分補充（☞ハンドブック；p77）
1/4生理食塩液 2,000 mL の投与は，生理食塩液 500 mL とグルコース液 1,500 mL を別々に投与することと同様であることを示す．BW：体重

　2号液（回復液） はカリウムを加えた1号輸液で，下痢などのカリウム喪失を伴う脱水症に使用される．

　3号液（維持液） はカリウム，マグネシウム，リンなどを含有した1/3～1/4生理食塩液で，単独で長期間の維持が可能である．

解答　a

- a. 生理食塩液
- b. ~~酢酸リンゲル液~~
- c. ~~1号液（開始液）~~
- d. ~~2号液（回復液）~~
- e. ~~3号液（維持液）~~

◆ 関連する重要事項

　電解質輸液は一般に水・電解質・酸塩基平衡の是正を目的とし，脱水の改善など循環動態の安定に用いられる．輸液の基本的事項として，輸液の電解質組成と生体内分布の関係は理解しておく必要があり，これは電解質輸液のみならず栄養輸液でも同様である．輸液の体液分布はナトリウム濃度によって決定される．血中ナトリウム濃度より高濃度であれば輸液はすべて細胞外液に分布するのに対して，栄養輸液など3号液（維持液）の電解質組成であれば細胞外液と細胞内液に分布する．

参考文献
1) 中山裕史ほか：輸液薬の種類と選択の基本的考え方．綜合臨牀 10：2573-2578, 2005

問 38

不溶性食物繊維はどれか

a. 難消化性デキストリン
b. グァーガム
c. ポリデキストロース
d. ペクチン
e. セルロース

◆ 解 説

食物繊維とはヒトの消化酵素では加水分解を受けにくく，大腸で一部または大部分が腸内細菌によって加水分解を受ける植物成分である．

1. 食物繊維の機能と役割 （☞ハンドブック；p194）

食物繊維は大きく水溶性と不溶性に分けられる．**不溶性食物繊維**は糞便量を増加させて腸管の蠕動を亢進させ，便秘を改善する．一方，**水溶性食物繊維**は腸粘膜表面の不撹拌層の増大や糖質およびコレステロールを吸着することにより，それらの吸収を抑制し，糖尿病や脂質異常症，心血管系疾患の患者に応用されている．さらに，水溶性食物繊維のなかでも高発酵性**グァーガム**や**ペクチン**，さらに**ラクトスクロース**などの**オリゴ糖**は，腸粘膜に対する栄養効果を発揮する．『日本人の食事摂取基準2010年版』では，食物繊維の1日の目標量（18歳以降）は，男性で19g以上，女性で17g以上とされている．

2. 短鎖脂肪酸 （☞ハンドブック；p194）

栄養素の消化吸収を担う腸管自体も栄養摂取が必要である．小腸は，経口摂取時には主に食事由来の**グルタミン**や**グルタミン酸**をエネルギー源とし，絶食静脈栄養時には腸絨毛の基底膜側のトランスポーターを介して，血管経由でグルタミンやケトン体を輸送してエネルギー源とし，低栄養のダメージを最小限にする機能を有していることが判明している．一方，大腸は管腔からの栄養素である**短鎖脂肪酸**が唯一のエネルギー源となる．

グァーガムなどの高発酵性の水溶性食物繊維は直接ビフィズス菌などによって選択的に資化され，短鎖脂肪酸が生成される．その結果，*Bifidobacterium* 優位の腸内細菌叢が誘導される（プレバイオティクス）と同時に，大腸内pHを低下させて *Clostridium* などの腐敗菌の増殖を抑制することで発癌抑制効果が期待される．短鎖脂肪酸は95％以上が単純拡散，アニオン交換によって吸収されるといわれており，これらのうち80％以上が大腸粘膜のエネルギー源として粘膜の増殖作用を有し（酪酸が優先的に使用される），残りは肝臓およびその他の組織に運ばれ，脂肪やグリコーゲンとして貯蔵される．

3. 食物繊維の分類と種類

①**水溶性食物繊維**：ペクチン（質），グァーガム，グルコマンナン，**ポリデキストロース**，アルギン酸ナトリウムなど（ペクチンは，細胞壁にあるものは不溶性で，細胞質にあるものは水溶性である）
②**不溶性食物繊維**：**セルロース**，ヘミセルロース，リグニン，キチン，グルカンなど

解　答　e

- a. **難消化性デキストリン** ➡ トウモロコシから生成した水溶性食物繊維
- b. **グァーガム** ➡ 水溶性食物繊維
- c. **ポリデキストロース** ➡ 水溶性食物繊維
- d. **ペクチン** ➡ 水溶性食物繊維
- e. セルロース

◆ 関連する重要事項

　プロバイオティクスとは，「生体内，特に腸管内の正常細菌叢に作用し，そのバランスを改善することにより，生体に利益をもたらす生きた微生物および微生物代謝物を含む製品」と定義されている．構成菌としては，*Lactobacillus*，*Bifidobacterium* などの微生物が使用され，胃酸や胆汁酸に耐性であることが条件となる．宿主への作用は，腸管蠕動運動の亢進，腸管透過性の是正，粘液産生の更新，腸管内 pH の低下，宿主免疫能の賦活などであり，一方，病原微生物への作用は，上皮細胞への付着阻害，栄養素の競合的取り込みによる細菌の増殖阻害，殺菌性物質の産生などがある．また，生体に有害作用を示す酵素活性（β-glucuronidase，nitroreductase，azoreductase）を抑制し，有益作用を示す酵素活性（β-galactosidase など）を亢進することも報告されている．食品としては，乳酸菌，ビフィズス菌，納豆菌，酪酸菌などの生菌薬，および発酵乳，乳酸菌飲料などである．臨床応用としては，感染症，炎症性疾患，アレルギー疾患，悪性疾患などへの有用性が期待されている．

　プレバイオティクスはプロバイオティクスの働きを助ける物質であり，各種オリゴ糖，糖アルコール，**食物繊維水解物**などが相当する．消化管で消化・吸収されず，腸内細菌叢を修飾することにより腸内有用菌を増殖させる．特に，オリゴ糖はビフィズス菌や酪酸産生菌の増殖効果を有し，腸内細菌を活性化する．また，高分子立体構造の食物繊維も腸内細菌を留めて増殖を助長し，整腸作用を促す．

参考文献
1) Okubo T et al：Effects of partially hydrolyzed guar gum intake on human intestinal microflora and its metabolism. Biosci Biotech Biochem **58**：1364-1369, 1994
2) Cummings JH：Short-chain fatty acid enemas in the treatment of distal ulcerative colitis. Eur J Gastroenterol Hopatol **9**：149-153, 1997
3) Reuter G：Present and future of probiotics in Germany and in central Europe. Biosci Microflora **16**：43-51, 1997

問 39

栄養器材の定期的交換時期について適切な組み合わせはどれか

a. 輸液ライン ……………………… 毎日
b. 末梢静脈カテーテル …………… 3 日
c. 中心静脈カテーテル …………… 2 週
d. 経鼻胃管 ………………………… 2 ヵ月
e. バルーン型胃瘻カテーテル … 6 ヵ月

◆ 解 説

　栄養器材の管理に関する問題である．いずれも基本的事項であり栄養管理に携わる医療者は習得しておく必要がある．

　『医療機関における院内感染対策マニュアル作成のための手引き（案）』（2001 年）（☞ハンドブック；p292，293，表 1）では，「**輸液ライン**は週 1～2 回定期的に交換する」「**中心静脈カテーテル**は定期的に入れ換える必要はない」「**末梢静脈カテーテル**は 96 時間以上留置しないほうがよい」とされている．また，米国疾病管理予防センター（Centers for Disease Control and Prevention：CDC）の『血管内カテーテル由来感染予防のためのガイドライン』（Guidelines for the Prevention of Intravascular Catheter-Related Infections）では，「静脈炎予防のため末梢静脈カテーテルは 72～96 時間で交換する」とされており，『国立大学医学部附属病院対策協議会病院感染対策ガイドライン，第 2 版』では，「末梢静脈カテーテルは 72 時間以上留置しないほうがよい」とされている．

　経鼻胃管については定期的な交換時期は示されておらず，チューブ閉塞，チューブ破損などにより交換する．米国静脈経腸栄養学会（American Society for Parenteral and Enteral Nutrition：ASPEN）が提唱する栄養管理のアルゴリズム（☞ハンドブック；p170，図 3「経腸栄養投与経路の選択」）では，経鼻胃管栄養は 4 週間程度の短期間の栄養管理に用いられるため，4 週以内に交換する理由もない．不幸にして経鼻胃管による長期栄養管理を余儀なくされた場合も，チューブの耐久性に応じて必要時に交換する．

　胃瘻カテーテルの交換時期は**バルーン型**と**バンパー型**で異なる．バルーン型は交換が容易である反面，バルーンの破損などによる胃瘻カテーテルの脱落が生じやすい．バンパー型は耐久性が良く，事故抜去も生じにくいが，交換時に苦痛を伴いやすい．バルーン型の交換時期は 1～2 ヵ月，バンパー型は 4～6 ヵ月を目安とする（☞ハンドブック；p244）．

解　答　b

a.	輸液ライン ………………	毎日	➡ 週に1〜2回
b.	末梢静脈カテーテル …………	3日	➡ 72〜96時間毎
c.	中心静脈カテーテル …………	2週	➡ 定期的に交換する必要はない.
d.	経鼻胃管 …………………	2ヵ月	➡ 定期的に交換する必要はない.
e.	バルーン型胃瘻カテーテル …	6ヵ月	➡ 1〜2ヵ月を目安とする.

◆ 関連する重要事項

　栄養療法はすべての入院患者に必要かつ有効ではあるが，適切な栄養管理を怠ると合併症の発生に容易につながっていくため，栄養管理に携わる者はこれらの栄養器材の管理法についても熟知しておく必要がある．静脈栄養器材に関する管理方法は，主として感染対策の面から提言されているので，CDCガイドラインの血管内カテーテル管理に関する事項について知識を深めておくことが望まれる．

参考文献
1) O'Grady NP et al : Healthcare Infection Control Practices Advisory Committee : Guideline for the prevention of intravascular catheter-related infections. Am J Infect Control **39** : S1-34, 2011

問 40 カテーテル関連血流感染（CRBSI）について正しいのはどれか

a. カテーテル挿入部位による発生率の差はない．
b. カテーテルは診断が確定するまで留置を続ける．
c. 血液培養陽性は診断に必須である．
d. 真菌感染の頻度は少ない．
e. 抗菌薬投与は行わない．

◆ 解 説

静脈栄養の管理において最も重要となる感染性合併症，特に**カテーテル関連血流感染（catheter-related blood stream infection：CRBSI）**に関する問題である．CRBSI の防止と早期発見，発生時の迅速な対応が静脈栄養完遂の鍵となる（☞ハンドブック；p291）．

この領域では，米国疾病管理予防センター（Centers for Disease Control and Prevention：CDC）によるガイドラインが最も多く参照されるが，最新の 2011 年版の内容も認識しておく必要がある．国内のものとしては厚生労働省の研究補助事業による『医療機関における院内感染対策マニュアル作成のための手引き（案）』（2001 年）（☞ハンドブック；p292, 293, 表 1）が利用できる．

1. CRBSI の定義と診断

CRBSI は静脈内留置カテーテルを感染源として発生する血流感染である．

カテーテル先端へ菌が到達・定着するための経路としては，①**皮膚挿入部**，②輸液の汚染（接続部からの侵入を含む），③他の感染巣からの血行性転移，が考えられ，①の経路が最も多い（☞ハンドブック；p294）．長期留置型の中心静脈留置カテーテル（central venous catheter：CVC）はこの問題に対応している．

CRBSI の診断基準を図 1 に示す．血液培養・先端培養の菌検出率は高くなく，CVC 抜去により感染の消退が得られれば，臨床的には CRBSI としてよいが，統計上の定義としてはより厳密に決定する必要がある（2011 年版の CDC ガイドラインでは CRBSI 診断において**血液培養陽性**を必須としている）．

必須項目：血流感染によると考えられる全身性の感染症状
（発熱，頻脈，血圧低下，悪寒戦慄など）

＋

①〜③のいずれかを満たすこと：
①末梢血培養とカテーテル先端培養の双方が陽性で，同一菌であること
②末梢血培養が陽性で，他部位に感染巣のないこと
③カテーテル抜去により，48 時間以内に解熱が得られること（臨床的 CRBSI）

図 1　CRBSI の診断基準
注：感染症状を欠くカテーテル先端からの菌検出は感染としない．

2. CRBSI の予防 （☞ハンドブック；p294～297）

a. 留置部位の選択
　大腿静脈留置は皮膚常在菌が多く，排泄物による汚染の危険が高いため，CRBSI 発生率は高い．鎖骨下静脈留置と内頸静脈留置では発生率に差はない．発生率は，鎖骨下＝内頸＜大腿である．

b. 留置操作時の対策
　皮膚消毒と徹底した清潔操作が必要である．消毒薬には高濃度のクロルヘキシジンアルコールか 10％ ポビドンヨードを用いる．清潔操作には**高度バリアプレコーション（maximal barrier precaution：MBP）**，すなわち患者全体を覆う覆布・帽子・マスク・滅菌ガウン・滅菌手袋の装用が有効である．

c. 留置管理中の対策
　マニュアル化された挿入部管理と輸液セット交換，輸液の無菌調剤，側注操作の回避が有効である．

3. CRBSI の治療 （☞ハンドブック；p298）

　CRBSI を疑った段階での**カテーテルの速やかな抜去**が原則である．ただし，他の静脈経路が確保困難である場合や，長期留置型カテーテル使用などの場合には，抗菌薬の全身投与や内腔への充填などが試みられる．CRBSI の起因菌としては皮膚常在菌である真菌とブドウ球菌（ほとんどは表皮ブドウ球菌）が多く，60～70％ を占めるが，肺炎桿菌，大腸菌などの腸内細菌もみられる．真菌の血流感染による真菌性眼内炎は視力低下・失明などを起こす重篤な合併症であり，CRBSI 発症時には眼底検査，眼科診察が必須である．

解　答　　 C

a. カテーテル挿入部位による発生率の差はない があり，大腿静脈穿刺は避ける．
b. カテーテルは診断が確定するまで留置を続ける CRBSI を疑ったらカテーテルを速やかに除去する．
c. 血液培養陽性は診断に必須である．
d. 真菌感染の頻度は少ない 多い．
e. 抗菌薬投与は行わない を行う場合もある．

◆ 関連する重要事項

　CRBSI も含め，静脈栄養の合併症は重篤なものが多く，系統的に把握しておく必要がある．多くのガイドラインが利用可能なので，参考にして施設ごとの管理マニュアルを作成・適応することが有効である．

参考文献
1) Naomi P et al：2011 Guidelines for the Prevention of Intravascular Catheter-Related Infections, 2011（http://www.cdc.gov/hicpac/bsi/bsi-guidelines-2011.html）
2) CV カテーテル・デバイス懇話会（編）：CV カテーテル管理に関するスタンダード化を目指したガイドライン．外科と代謝・栄 **36**：166，2002
3) 井上善文ほか：静脈栄養アクセスの管理．静脈経腸栄養ガイドライン，第 2 版，日本静脈経腸栄養学会（編），南江堂，東京，p13-18，2006

問41 経腸栄養施行時の下痢に対する初期対応として正しいのはどれか

a. 投与速度を減じる.
b. 栄養剤を半固形化する.
c. 栄養剤を希釈する.
d. 食物繊維を加える.
e. 止痢薬を使用する.

◆ 解 説 （☞ハンドブック；p231, 232）

　経腸栄養施行時には**消化器系合併症**が起こることがあり，経腸栄養法に携わる者は，ほぼ確実にこの合併症に遭遇する．経腸栄養施行時の消化器系合併症のほとんどは，経腸栄養を中止することなく対処することが可能である．ここでは，経腸栄養時に多くみられる消化器系合併症とその対策について述べる．

1．消化器系合併症の種類

　経腸栄養施行時に発生する消化器系合併症は，腹部膨満，腹痛，悪心・嘔吐，下痢・便秘などが代表的なものである．

a．腹部膨満，腹痛，悪心・嘔吐

　これらは，腸管の運動機能が低下している際に，栄養剤が注入されることにより起こると考えられる．経腸栄養施行時の代表的な合併症で，発症すると重篤になることの多い誤嚥性肺炎にもつながるリスクがあることから，注意が必要である．経腸栄養開始前はもちろん，開始後も常に腸管の運動を触診や聴診などでモニタリングすることが重要である．また，特に嘔吐に関連する胃食道逆流の有無も評価しておくべきである．

　対策としては，PPI，H_2ブロッカー，腸管蠕動促進薬や下剤による薬物療法や，注入前の減圧の励行（PEGの場合），栄養剤の投与速度を低速にする，投与経路を逆流のリスクの少ない幽門後経路に変更する，栄養剤の半固形化を試みる，食物繊維を添加するなどといった方法が図られる．

b．下痢・便秘

　下痢は経腸栄養施行時に起こる消化器系合併症のなかで最も多いものであり，導入初期に多く発生する．一方，**便秘**は慢性期に起りやすく，水分不足，食物繊維不足，運動不足，腸蠕動機能の低下などが原因と考えられる．下痢は，栄養剤の浸透圧，注入速度，温度によって発生することが多いと言われているが，その他にも乳糖不耐症，栄養剤の細菌汚染なども栄養剤関連の下痢として鑑別に入れなければならない．

2．下痢を起こさない投与法

　以前は，栄養剤を希釈して投与する方法が一般的であったが，近年は濃度よりも投与速度の調整で下痢をコントロールするという考えに変わりつつある．その理論的根拠は，血漿浸透圧は280mOsm/Lであり，一方，繁用される半消化態栄養剤の浸透圧は300～400mOsm/L前後と，血漿浸透圧より若干高値でしかなく，また一般に栄養剤は腸管内で速やかに消化・吸収される成分で構成されているため，たとえ血漿より浸透圧が高値であっても，緩徐に投与されていれば，浸透圧性の下痢が発生するリスクは少ないというものである．

したがって，最近の経腸栄養に関する教科書やガイドラインでは，初期投与速度は20〜30mL/hr という低速（ポンプ使用が望ましい）で開始して，馴化を図るために徐々にステップアップしていき，1週間前後で維持量にもっていくと記載されている．特に，高齢者で長期間絶食であった高度栄養障害患者の場合には，低タンパク血症を発症しており，血漿浸透圧も低値である可能性が高く，速度調節だけでは対応できないので，低速で投与するだけではなく，栄養剤の希釈も考慮する柔軟さが必要である．

　以上の予防法を取っているにもかかわらず下痢が発生した場合には，まずは**投与速度を落とす**べきであるが，加えて**栄養剤の種類の変更**，**食物繊維の添加**，**栄養剤の半固形化**なども行ってみる．**止瀉薬（止痢薬）**も用いられるが，有効でないことが多い．もちろん重症の場合は，経腸栄養続行にかかわらず中止して静脈栄養への変更も厭わないことも重要である．

解　答　a

> b〜eは，初期対応に反応しない場合に考慮する．
> a. 投与速度を減じる．
> b. ~~栄養剤を半固形化する~~．
> c. ~~栄養剤を希釈する~~．
> d. ~~食物繊維を加える~~．
> e. ~~止痢薬を使用する~~．

◆ 関連する重要事項

　経腸栄養中には，栄養剤に関連のない下痢も発生することがあり，その鑑別は治療効果，予後にも影響することから重要である．栄養剤関連外の下痢の原因としては，抗菌薬，特にペニシリン，セファロスポリン，クリンダマイシンなどの投与により腸内細菌のクロストリジウムが異常増殖して発生する偽膜性腸炎，その他，感染性腸炎，薬剤性下痢，過敏性腸症候群，放射線療法後，消化吸収障害性疾患が挙げられる．

　下痢がなぜ起こっているのかを診断するためには，便の性状・回数の確認は必須で，併発症状である発熱や腹痛，発疹などのチェックも怠ってはならない．これらに加えて，便鮮血，便培養，血液検査，画像診断，時には消化吸収試験などの補助診断も行い，下痢の診断，治療を行っていく．

問 42 胃瘻の管理について正しいのはどれか

a. 瘻孔からの漏れがあれば太いチューブに交換する.
b. 瘻孔周囲に発赤があればポビドンヨードで消毒する.
c. 食道裂孔ヘルニアでは栄養剤の半固形化が有効である.
d. バンパー型は月1回交換する.
e. PEG-J (PEG with jejunal extension) では微量元素欠乏に注意する.

◆ 解　説

　経腸栄養のアクセスとして主流になっている胃瘻の晩期管理に関する問題である（☞ハンドブック；p243〜245）．胃瘻は長期型経腸栄養アクセスであり，胃内は空間的には体外であるため，「人工的な体外−体外瘻」ということになる．したがって瘻管の管理が適正に行えれば，安全・長期間の維持が可能である．

　胃瘻の晩期合併症を表1に示す．大部分は胃瘻チューブの瘻管圧迫による血流障害に起因しており，チューブ型では外部バンパーの締めすぎ，ボタン型では短いチューブ長が原因となる．**常に1〜2cmの「遊び」があるように管理**しなければならない．

1. 瘻孔からの漏れ

　瘻管拡大による**瘻孔からの漏れ**に対しては，圧迫の解除のために**細いチューブに交換**し，胃の減圧のために胃瘻を開放する．栄養剤の半固形化も有効である．長期化した場合にはチューブを抜去して自然閉鎖を待つが，手術療法が必要になる場合もある．

2. 瘻孔の炎症

　瘻孔周囲に発赤がある場合，チューブによる機械的炎症か瘻管感染が考えられる．初期対応としては圧迫の解除と洗浄による保清であり，膿性の浸出液などの**感染徴候があれば消毒処置の適応**だが，**ポビドンヨード**（イソジン®）は**生体刺激が強い**ため，クロルヘキシジン（ヒビテン®）の使用が望ましい．発赤・腫脹の拡大は蜂窩織炎の可能性があり，まれに全身感染に発展するので注意が必要である．

3. 半固形化の適応

　下痢，胃食道逆流（gastroesophageal reflux：GER），瘻孔からの漏れに対して，**栄養剤の半**

表1　胃瘻の晩期合併症と対策

合併症	対策
瘻孔からの漏れ	圧迫の解除, 胃の減圧, 栄養剤半固形化
過剰肉芽増生	硝酸銀焼灼
瘻孔の炎症	圧迫の解除, 保清, 感染の治療
チューブ破損	チューブ交換
チューブ事故抜去	直ちに再留置
バンパー埋没症候群	内視鏡または手術にて除去
瘻孔破損（交換時）	腹膜炎の発症に留意して対応

表2　各栄養素の消化管吸収部位

	十二指腸	空腸	回腸	大腸
三大栄養素	±	+	+	−
水	−	−	+	±
鉄	±	−	−	−
カルシウム	±	+	−	−
亜鉛, 銅	+	+	−	−
葉酸	±	−	−	−
ビタミン B₁₂	−	−	±	−
胆汁酸	−	+	±	+

固形化が多く適用されている（☞ハンドブック；p187, 表6「経腸栄養剤の半固形化・高粘度化」）．半固形化によりGERが減少したとの報告は多いが，完全な抑制は不可能であり，**食道裂孔ヘルニア**などの器質的逆流リスクが存在する場合には**半固形化栄養剤の逆流は窒息などの可能性もある**ため，適応は慎重に考慮する必要がある．幽門後投与へ変更するのが理論的には正しいが，持続投与についてのケア上の問題点もあり，適応は個々の症例で判断が必要である．

4. 胃瘻チューブの交換

胃瘻チューブは劣化に伴い交換が必要となる．医学的には胃瘻造設後2～3週が経過すれば瘻管の強度も十分になって交換が可能である．**バンパー型**は耐久性に優れるため長期留置が可能であるが，バルーン型はバルーンの破損や蒸発によるバルーン水の減少の危険があり，短期間での交換が必要である．医療保険上は**バンパー型が6ヵ月以上，バルーン型が24時間以上の留置が必要**と規定されており，実際にはバンパー型が6ヵ月，バルーン型が1ヵ月の交換サイクルで管理されている．

5. 空腸投与の問題点

PEGなどで留置された胃瘻チューブを通して幽門後チューブを留置する手技が**PEG-J（PEG with jejunal extension）**である．幽門後チューブは逆流の防止のために先端を空腸に置くが，十二指腸をバイパスするために，長期管理例では**微量元素（銅，亜鉛など）の欠乏症**が発生し得る．管理技術の向上による幽門後経腸栄養例の増加に伴い発生数も増加しており，今後は注意が必要である．各栄養素の吸収部位を**表2**に示す（**問5の図1参照**）．

解 答 ■■■ e

- a. 瘻孔からの漏れがあれば ~~太い~~ **細い** チューブに交換する．
- b. 瘻孔周囲に発赤があれば ~~ポビドンヨードで消毒する~~ **圧迫解除と清潔を行う**．
- c. 食道裂孔ヘルニアでは栄養剤の半固形化が ~~有効で~~ **危険な場合も**ある．
- d. バンパー型は ~~月1回~~ **6ヵ月毎**に交換する．
- e. PEG-J（PEG with jejunal extension）では微量元素欠乏に注意する．

◆ 関連する重要事項

胃瘻の瘻孔管理では，**除圧**が最も重要である．除圧には日常の管理だけでなく，胃瘻チューブ（カテーテル）の選択も大きく関与している．チューブ/ボタン，バンパー/バルーンの形状分類によって4タイプに大別されるが，それぞれの利点・欠点を十分に把握し，個々の症例に最適のチューブを選択することが望ましい（☞ハンドブック；p239, 表3「バンパー型とバルーン型の特徴」，p240, 表4「チューブ型とボタン型の特徴」）．

参考文献
1) 櫻井洋一ほか：PEGの管理．カテーテルの管理．NST完全ガイド，改定版，東口髙志（編），照林社，東京，p147-151, 2005
2) 合田文則：胃瘻からの半固形短時間注入法の効果についてのエビデンス．胃瘻からの半固形短時間摂取法ガイドブック，医歯薬出版，東京，p27-34, 2006
3) 山本憲康ほか：PEG実施後の後期合併症には，どんなものがありますか？．徹底ガイド胃ろう（PEG）管理Q＆A，東口髙志（編），総合医学社，東京，p193-194, 2011

問 43

ワルファリン内服時に摂取を制限すべきビタミンはどれか

a. ビタミン A
b. ビタミン C
c. ビタミン D
d. ビタミン E
e. ビタミン K

◆ 解　説 (ハンドブック；p225)

　経腸栄養剤に含有する**ビタミン K** については，**ワルファリン**内服中の患者でトロンボテスト値が上昇し，脳梗塞再発の危険性を生じる可能性が指摘されている．ビタミン K 依存性凝固因子の機能に影響を与えるワルファリンの作用とビタミン K 欠乏に関与する要因について理解する．

1. ワルファリンの作用機序

　ワルファリンの抗凝固活性は，血中の遊離型ワルファリンが肝細胞中に取り込まれ，肝臓で産生されるビタミン K 依存性凝固因子と総称される II（プロトロンビン），VII，IX，X 因子の生成を阻害することにより発揮される．

　ビタミン K 依存性凝固因子は，Glu（グルタミン酸）残基を持った前駆体タンパクに γ-GC（γ-グルタミルカルボキシラーゼ）が作用して，Gla（γ-カルボキシグルタミン酸）残基を有する活性型に変換される（図1）．ビタミン K はこの γ-GC の補助因子として作用し，血液凝固因子に含まれる Glu 残基を Gla 残基へ変換する過程で作用している．一方，活性型である還元型ビタミン K は，この反応過程で酸化されてビタミン $K_{2,3}$-エポキシドに変換され，次いでビタミン K エポキシド還元酵素（bitamin $K_{2,3}$-epoxide reductase：VKOR）によりキノン型ビタミン K を経て，再び還元型ビタミン K となる．この**ビタミン K サイクル**を回転させながら，1 日に 1,000〜10,000 回転再利用されると推定されている．

　ワルファリンの抗凝固作用の標的は VKOR であることが明らかにされており，この酵素阻害によりビタミン K サイクルを阻害し，Gla 残基を有する活性型の II，VII，IX，X 因子産生を阻害している．

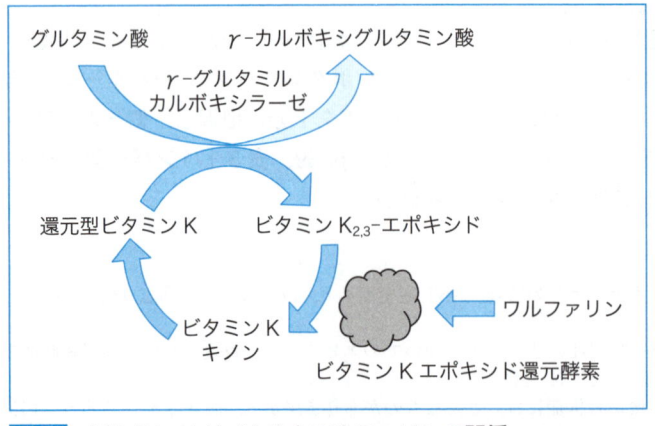

図1 ビタミン K サイクルとワルファリンの関係

2. ビタミンK欠乏症

ビタミンK供給量の不足も，前述のビタミンKサイクルが回転しないことの要因となっている．成人における主な病態は，①抗生物質投与時の腸内細菌叢の抑制に伴う腸内細菌からの供給不足，②肝・胆道疾患に伴うγ-GCの活性低下，胆汁分泌不全，VKOR活性低下などが挙げられる．

解　答　e

a. ~~ビタミンA~~ ➡ 欠乏症としては，夜盲症，皮膚・眼球乾燥症，視力低下など
b. ~~ビタミンC~~ ➡ 欠乏症としては，壊血病など
c. ~~ビタミンD~~ ➡ 欠乏症としては，くる病，骨粗鬆症など
d. ~~ビタミンE~~ ➡ 欠乏症としては，溶血性貧血など
e. ビタミンK ➡ **ワルファリンのビタミンK依存性凝固因子生合成阻害作用と拮抗する**．

◆ 関連する重要事項

ワルファリンの代謝に関与する主な**肝薬物代謝酵素CYP（チトクロームP450）** の分子種はCYP2C9である．また，抗凝固作用の標的となるVKORを含め両酵素の遺伝子多型がワルファリンの抗凝固作用の個体差を規定する因子として考えられている．

CYP2C9遺伝子に関する日本人の変異型アレルにおいて，その臨床的な意義が明らかにされている変異はCYP2C*3のみであるが，ヘテロ変異型の頻度は日本人の4％と推定されている．この場合，ワルファリンの感受性が亢進し，INR（international normalized ratio）を治療域に調整するためには投与量を減じる必要性がある．

また，VKORの遺伝子多型に関しては，イントロン1変異がワルファリンに対する応答性増大に関係することが明らかにされており，日本人における変異型の8割以上はワルファリン感受性が亢進することが報告されている．

ワルファリンによる抗凝固療法を行う場合，併用薬剤や食事内容などによる環境要因に加えて，これらの遺伝的要因によるワルファリン感受性の個体差についても念頭に入れ，INRを1.6〜2.6にコントロールすることが必要である．

参考文献
1) 白幡 聡ほか：ビタミンK欠乏症．検査血液学．臨床病理 **97**：256-259, 1994
2) Wajih N et al：Engineering of a recombinant vitamin K-dependent gamma-carboxylation system with enhanced gamma-carboxyglutamic acid forming capacity：Evidence for a functional CXXC redox center in the system. J Biol Chem **280**：10540-10547, 2005
3) Kaminsky LS et al：Human P450 metabolism of warfarin. Phamacol Ther **73**：67-74, 1997

問 44

refeeding syndromeについて正しいのはどれか

a. 高度肥満患者に多い．
b. 高カリウム血症が生じる．
c. 低リン血症が生じる．
d. 高マグネシウム血症が生じる．
e. 脂肪の過剰摂取が原因である．

◆ 解 説 （ハンドブック；p87）

低栄養状態の急速な改善を試みると起こり得る重篤な病態である．構成要素である低リン血症は，腎不全用高カロリー輸液製剤の不適切な使用でも起こる危険な状態である．その病態生理も含めて正しく理解する必要がある．

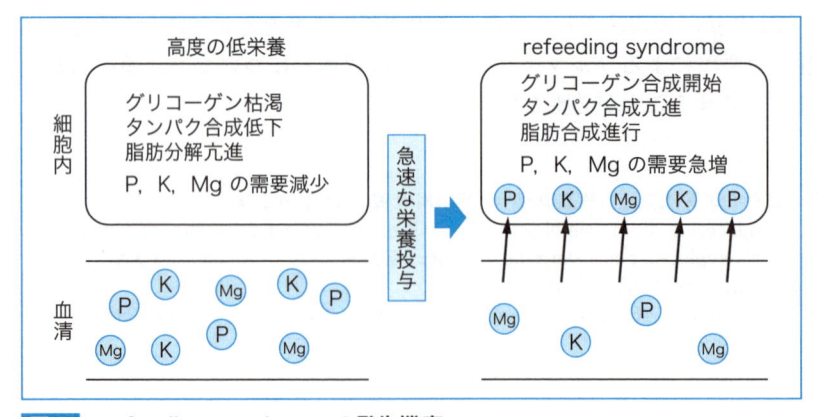

1. refeeding syndromeの原因と病態生理

refeeding syndromeは，長期にわたり高度の低栄養状態にあった患者に急速に栄養投与することを原因として発症する．refeeding syndromeにみられる代謝異常は，急激に起こる異化から同化への代謝の変化と，それに伴うリン，カリウム，マグネシウムの細胞内移動が原因である．

慢性かつ高度の低栄養では，脳のケトン体利用が増加して生体のグルコース消費量は減少する．また，細胞質内のタンパク合成速度も低下する．その結果，低栄養状態の初期よりも糖新生の速度は低下し，リン，カリウム，マグネシウムの細胞内での需要は減少する．

その状態に急速に栄養を投与すると，細胞内のタンパク合成は亢進し，グリコーゲンや脂肪の合成が開始される．その結果リン，カリウム，マグネシウムの細胞内での需要が急増して，これらが血液内（血清内）から細胞内へ移動する．これがrefeeding syndromeにみられる**低リン血症**，**低カリウム血症**，**低マグネシウム血症**の発生機序である（図1）．

図1 refeeding syndromeの発生機序

高度の低栄養（長期間の飢餓）では，肝細胞や筋細胞内のグリコーゲンプールは枯渇している．また，タンパク合成速度も低下しており，脂肪は盛んに分解されている．そこへ急速に栄養が投与されると，細胞内でのタンパク合成が亢進するとともに，グリコーゲンや脂肪の合成が開始される．その結果，細胞内のリン（P），カリウム（K），マグネシウム（Mg）の需要が急増し，血清内のP，K，Mgが細胞内へ移動する．これが，refeeding syndromeにみられる血清P値，K値，Mg値低下の機序である．

表1 refeeding syndrome を発症するリスク

| 1. 慢性の低栄養（マラスムス，marasmus）
 a. 遷延する絶食または低カロリーの食事
 b. 吸収不良症候群（例：炎症性腸疾患，慢性膵炎，cystic fibrosis，短腸症候群，消化管皮膚瘻）
 c. 加齢に伴う経口摂取不足
2. 急性の低栄養（クワシオルコル，kwashiorkor）
 a. 7日以上栄養管理を受けていない高度侵襲患者
 b. 術後患者
 c. 病的肥満に対する急激な減量
 d. 肥満手術 | 3. 神経性食思不振症
4. 癌患者
5. 大量の常習飲酒者
6. コントロール不良の糖尿病
7. ハンガーストライカー
8. マグネシウムやアルミニウムを含む制酸薬の長期投与
9. 利尿薬の長期投与 |

2. refeeding syndrome の発症リスク

表1に refeeding syndrome を発症するリスクを示す．高度の低栄養が背景となって発症することが多く，**高度の肥満**は無関係である．また，refeeding syndrome と**脂肪の過剰摂取**とは関連がない．

解　答■■■ C

a. <s>高度肥満</s> **高度低栄養**患者に多い．
b. <s>高</s> **低**カリウム血症が生じる．
c. 低リン血症が生じる．
d. <s>高</s> **低**マグネシウム血症が生じる．
e. 脂肪の過剰摂取<s>が原因である</s> **は原因にならない**．

◆ 関連する重要事項

refeeding syndrome にみられる現象のなかで低リン血症は特に危険な状態である．血清のリン濃度が基準値下限の半分以下になるとヘモグロビンの酸素解離曲線の左方移動がみられる．その結果，ヘモグロビンの酸素親和性が高まり，末梢組織は低酸素状態になる．リンを含まず大量のグルコースを含む輸液を施行すると低リン血症に陥ることがある．原因の如何にかかわらず，低リン血症では高度の乳酸アシドーシスと ATP の産生障害による心不全が進行する．

参考文献
1) 大村健二：Refeeding 症候群．栄養塾 症例で学ぶクリニカルパール，大村健二（編），p2-12, 医学書院，東京，2010

問 45

小児の特徴について誤っているのはどれか

a. 体重当たりの体液の割合が成人より多い.
b. 飢餓に対する耐容性が低い.
c. 腎臓の希釈能は1歳半から2歳頃に成人と同等になる.
d. 体重当たりの不感蒸泄量は成人より多い.
e. 容易に代謝異常をきたしやすい.

◆ 解 説 (☞ハンドブック；p313～328)

小児の特殊性に関する問題である. 小児の栄養管理を行ううえで必須の知識であり, テキスト・文献などによって十分に理解しておくことが必要である.

1. 小児の特殊性 (☞ハンドブック；p313, 314)

身体組成において, 新生児, 特に低出生体重児は体脂肪の貯蔵量が少なく, 代謝活性の高い組織の割合が高いため, 代謝が亢進し, **飢餓に対する耐容性**が低い. また, 消化器系の未熟性により, 投与栄養素の処理能に限界があるため, 臓器障害の発生リスクが存在する. さらに, 体温調節能が未熟で, 容易に**代謝異常**をきたしやすい.

体液において, 小児は成人に比べて**体内の水分量**が大きく (表1), 水分の出納による直接の影響を受けやすい. すなわち, 水分不足や発熱, 嘔吐, 下痢に伴う脱水によって体液量が不足しやすく, 容易に循環不全に陥る. また, 体温調節として皮膚や肺から失われる**不感蒸泄量**は, 脱水などの影響を受けることなく恒常的に認められ, かつ代謝エネルギーに比例しているため, 特に新生児期, 乳児期では成人の倍以上となる. 発熱時には38℃以上で, 1℃上昇ごとに5mL/kg体重/dayの不感蒸泄量が増加するとされている.

腎臓の濃縮能は1歳半から2歳ごろになって初めて成人とほぼ等しくなるため, 溶質の排泄のための溶媒の必要量が多く, 水分の保持能力に乏しい. **腎臓の希釈能**は生後2週目には成人とほぼ等しくなるため[1], それ以降の水分の過剰投与は, 急激かつ莫大な負荷でないかぎり, 先天性心疾患や腎疾患を認める場合などを除いて, 水分不足の状態ほどには厳重な管理は必要ないと考えられる.

表1 各年齢の体重に対する体液の割合 (%)

	新生児	小児	成人
細胞内液	40	40	40
細胞外液	40	30	20
総体液量	80	70	60

解　答　C

- a. 体重当たりの体液の割合が成人より多い．
- b. 飢餓に対する耐容性が低い．
- c. 腎臓の希釈能 濃縮能は1歳半から2歳頃に成人と同等になる．
- d. 体重当たりの不感蒸泄量は成人より多い．
- e. 容易に代謝異常をきたしやすい．

◆ 関連する重要事項

　小児では成人に比べて栄養素の体内貯蔵量が少なく，飢餓に耐え得る時間は短い．新生児，乳児は栄養障害が脳の発育に大きく影響しているといわれている[1]．小児期における適切な栄養療法の実践には，まずは発達段階にある小児の特殊性を十分に理解することが肝要であり，そのうえで栄養評価に基づいた栄養処方を設計し，栄養管理計画を作成することが重要となる[2]．

参考文献
1) 高松英夫：手術前後の処置，輸液．標準小児外科学，第4版，岡田　正（編），医学書院，東京，p22-34，2002
2) 田中芳明ほか：小児における静脈・経腸栄養の特殊性．日本臨牀 68（増刊号3）：522-527，2010

問 46

新生児期，乳児期の特徴について正しいのはどれか

a. 小腸ラクターゼ活性が高い．
b. 膵アミラーゼ活性が高い．
c. 胃ペプシン活性が高い．
d. 膵リパーゼ活性が高い．
e. 血管内皮リポタンパクリパーゼ活性が高い．

◆ 解 説 (☞ハンドブック；p313〜328)

新生児期，乳児期の消化に関する問題である．消化酵素活性の成長過程における特徴的な変化を十分に理解し，この時期の栄養管理に生かすことが重要といえる．

1. 栄養療法における小児の特殊性 (☞ハンドブック；p313〜315)

a. 糖質の消化

新生児期から乳児期は，膵の未熟性により**膵アミラーゼ活性**が低く，多糖類（デンプン，デキストリン）は分解されにくい．しかし，**乳糖分解酵素（ラクターゼ）**は新生児でも**小腸刷子縁**に存在し，この時期に最も活性が高いため，糖質としては乳糖が好ましいといえる．

b. タンパク質の消化

新生児期は胃液の酸度が低いため**胃ペプシン活性**が低い．このためカゼイン含量の多い（約79%）牛乳タンパクは，胃内でハードカードを形成し消化が悪く，食物アレルギーのリスクとなる．一方，母乳はそもそもタンパク質が牛乳に比べ少なく（母乳：約0.89g/100mL，牛乳：約3.30g/100mL），カゼインも少なく［0.25g/100mL（全タンパクの28%；100mL当たりで牛乳の約1/10量］，消化のよい乳清（ホエイ）タンパクを多く含む［0.64g/100mL（全タンパクの72%；100mL当たりでは牛乳とほぼ同量）］．

c. 脂肪の消化

新生児期から乳児期では，膵の未熟性により**膵リパーゼ活性**が低く，胆汁酸プールが小さいため，脂肪の消化・吸収は十分でないと考えられるが，約45%の脂肪を含有する母乳や人工乳は，舌リパーゼと母乳中の胆汁酸塩促進性リパーゼが消化吸収を行っている．このため，舌リパーゼの分泌を促さない非経口的な経腸栄養管理で不消化便を頻回に認める場合には，脂肪分解酵素を含む消化酵素薬の併用も検討する必要がある．

d. 静脈栄養における脂肪乳剤投与の重要性と注意点

新生児期には，血管内皮細胞表面に存在する**リポタンパクリパーゼ（lipoprotein lipase：LPL）**の活性が低いといわれている．また，長鎖脂肪酸の酸化に必要なカルニチン合成が十分でなく，肝臓の未熟性もあるため，脂質クリアランスが低下している．しかしながら，脂肪蓄積量は少ないため，脂肪投与を行わなければ容易に必須脂肪酸欠乏をきたすので注意が必要である．

新生児，乳児では1日の脂肪投与量は0.5g/kg体重/dayから開始し，0.5g/kg体重/dayずつ増量し，維持は2g/kg体重/dayとする（最大3g/kg体重/dayまで）．低出生体重児では，増量速度をさらにゆっくりとする．さらに脂質クリアランスに配慮し，高脂血症の予防として投与速度は0.1g/kg体重/hrを超えないよう注意を要する（成人と同様）．

解 答 ■■■ a

 a. 小腸ラクターゼ活性が高い.
 b. 膵アミラーゼ活性が ~~高い~~ 低い.
 c. 胃ペプシン活性が ~~高い~~ 低い.
 d. 膵リパーゼ活性が ~~高い~~ 低い.
 e. 血管内皮リポタンパクリパーゼ活性が ~~高い~~ 低い.

◆ 関連する重要事項

　静脈栄養では，小児は耐糖能が成人に比べ優れているため，新生児期から幼若乳児期では6～8mg/kg体重/minのグルコースの投与速度で開始し，耐性を観ながら目標値である10～14mg/kg体重/minまで漸増可能である．これは成人における投与速度上限の5mg/kg体重/minの倍以上にもなる[1]．低出生体重児では，インスリン受容体の飽和度や肝，膵の応答が未熟であるなどの理由で血糖調節機能が未熟なため，特に8mg/kg体重/min以上の投与速度で高血糖に陥りやすい[2]．

参考文献
1) ASPEN Board of Directors and the Clinical Guidelines Task Force：Guidelines for the use of parenteral and enteral nutrition in adult and pediatric patients. nutrition. JPEN J Parenter Enteral Nutr **26**（1 Suppl）：29SA, 2002
2) Jones MO et al：Glucose utilization in the surgical newborn infant receiving total parenteral nutrition. J Pediatr Surg **28**：1121-1124, 1993

問 47

新生児期，乳児期に特有の条件付き必須アミノ酸はどれか

- a. ロイシン
- b. バリン
- c. ヒスチジン
- d. フェニルアラニン
- e. チロシン

◆ 解　説

体内合成ができない**条件付き必須アミノ酸**についての問題で，なかでも乳幼児の成長発育に欠かせないヒスチジンは必ず覚えておくべきアミノ酸である．

1. 栄養療法における小児の特殊性（小児のアミノ酸代謝の特徴）（☞ハンドブック；p314, 315)

新生児期，乳児期では，アミノ酸代謝速度が極めて速い．また，**フェニルアラニン**や**チロシン**の分解酵素活性が低いために過剰症となりやすく，中枢神経障害を惹起する[1]．さらに，メチオニンからシステインへの変換酵素活性が低いため，脳細胞の発達に不可欠なシステインやタウリンは条件付き必須アミノ酸と考えられている[2]．成長発育に必須の**ヒスチジン**も生後 6 ヵ月までは条件付き必須アミノ酸である[3]．

解　答　C

- a. ロイシン ➡ 分岐鎖アミノ酸である．
- b. バリン ➡ 分岐鎖アミノ酸である．
- c. ヒスチジン
- d. フェニルアラニン ➡ フェニルアラニンは必須アミノ酸であるが，チロシンとともにその分解酵素活性が低いため過剰症となりやすく，中枢神経障害を惹起する．
- e. チロシン ➡ d. と同様．

◆ 関連する重要事項（☞ハンドブック；p318)

わが国では，小児のタンパク質必要量は摂取量調査に基づいて摂取基準（母乳栄養児，人工乳栄養児の目安量）が策定されている．ただし，外傷，重症感染症，高熱，手術侵襲などの高度ストレス時は，筋タンパクの崩壊に伴って尿中への窒素排泄量が著しく増加し，さらに急性相タンパクの産生が増加するため，タンパク質必要量は増加する．

小児は同時に投与する非タンパクエネルギーを大きく設定することにより，窒素利用効率が高まり，腎臓への負担も軽減するため，非タンパクエネルギー/窒素比（糖・脂質の投与エネルギー/投与したアミノ酸の窒素量：NPC/N 比）を 200〜250 として，成人のそれ（150 前後）よりも高く保つことが重要である．低出生体重児，特に出生体重が 1,500g 未満の極低出生体重児や，さらに小さい超低出生体重児（1,000g 未満）では消化器系が未熟性であるため，出生第 1 日目からの静脈栄養が，飢餓状態の予防，タンパク異化の抑制，さらには高血糖および高カリウム

血症の発現頻度を減少させるため推奨されている．また，アミノ酸の投与がインスリン分泌を刺激することで，高血糖の予防および治療に有用であることも実験的エビデンスにより明らかにされている．正の窒素バランスの維持は，満期産では 2.5g/kg 体重/day 程度のアミノ酸投与量で可能となるが，極低出生体重児や超低出生体重児では，子宮内での成長速度をさらに促進してキャッチアップさせるためのアミノ酸投与量として 3.5〜3.85g/kg 体重/day が必要となることが報告されている．ただし，新生児期から幼若乳児期では 2.5〜3.0g/kg 体重/day のアミノ酸投与で肝機能異常が惹起されることがあるため，この時期の投与量は 2.0g/kg 体重/day が適当と考えられている[4]．

参考文献
1) 平井慶徳：小児における静脈・経腸栄養の特殊性．静脈・経腸栄養．日本臨牀 59（増刊号5）：757-760, 2001
2) Sturman JA et al：Absence of cystathionase in human fetal liver：Is cysteine essential? Science 169：74-76, 1970
3) Snyderman SE：The protein and amino acid requirements of the premature infant. Nutrica Symposium：Metabolic Processes in the Fetus and Newborn Infant, Visser HKA et al（eds）, Stenfert Kroese, Leiden, p128-143, 1971
4) 田中芳明ほか：小児における静脈・経腸栄養の特殊性．日本臨牀 68（増刊号3）：522-527, 2010

病態下の静脈・経腸栄養法 4章

問 48

経腸栄養剤の選択について正しいのはどれか

- a. 頭頸部腫瘍患者では半消化態栄養剤が第一選択である．
- b. クローン病の寛解導入には脂質の多いものを用いる．
- c. 潰瘍性大腸炎の寛解維持には成分栄養剤を用いる．
- d. 維持透析患者ではタンパク質の少ないものを用いる．
- e. 慢性閉塞性肺疾患（COPD）では脂質の少ないものを用いる．

◆ 解 説

　各種病態別の栄養管理における経腸栄養剤の選択に関する設問で，それぞれの病態の特徴と栄養管理の留意点を十分理解しておかなければならない．

1. 経腸栄養剤の種類

　経腸栄養剤は，その窒素源により**成分栄養剤**，**消化態栄養剤**，**半消化態栄養剤**（濃厚流動食とほぼ同義）に分類される（表1）．一般に，消化吸収障害や消化管機能不全時には成分栄養剤や消化態栄養剤が用いられるが，通常は栄養組成に偏りのない半消化態栄養剤が使用される．**頭頸部腫瘍患者**では消化吸収障害もなく，特段の異常がないかぎりは経腸栄養管理には半消化態栄養剤が用いられる．

2. 経腸栄養剤の選択

a. クローン病

　活動期**クローン病の寛解導入**には，ペンタサ®やステロイド，免疫抑制薬などの薬物療法と，成分栄養療法（elemental diet：ED）や中心静脈栄養（total parenteral nutrition：TPN）などの栄養療法が，重症度に応じて単独もしくは組み合わせて用いられる．成分栄養剤の特徴としては，窒素源がアミノ酸であり低脂肪であることが挙げられる．寛解期クローン病の栄養管理では成分栄養剤や消化態栄養剤による在宅経腸栄養療法が有用である［☞ハンドブック；p363，表1「平成21年度クローン病内科治療指針（案）」］．脂肪は腸管への抗原刺激性があるため，低脂肪食とする．

表1　経腸栄養剤の種類（☞ハンドブック；p192）

成分栄養剤	・すべての成分が化学的に明らかなものから構成 ・大きな特徴は窒素源が結晶アミノ酸のみで構成されていること ・すべての成分が上部消化管で吸収され残渣はないとされている
消化態経腸栄養剤	・基本的に成分栄養剤とほぼ同等 ・窒素源がアミノ酸やタンパク水解物または小ペプチドからなる
半消化態経腸栄養剤	・窒素源がタンパク質（多くはカゼイン）からなる ・主に消化器の安静を必要としない状態に使用
濃厚流動食	・窒素源がタンパク質（多くはカゼイン）からなる ・主に消化器の安静を必要としない状態に使用 ・濃厚流動食は食品であるため，食品衛生法で認められていない一部のビタミンや微量元素の添加ができない．したがって，酵母に微量元素を取り込ませ天然物由来とし，成分強化を行っているものが発売されている

（田中芳明ほか：臨栄 104：593-598，2004 より改変）

b. 潰瘍性大腸炎

　潰瘍性大腸炎では栄養療法そのものに寛解導入効果や寛解維持効果はなく，薬物療法が主体で，成分栄養剤などの特殊な経腸栄養管理は不要である（☞ハンドブック；p367, 368）．

c. 慢性腎不全

　慢性腎不全[『ハンドブック』に準拠しこの呼称を用いたが，現時点では「慢性腎臓病（CKD）」の用語を用いる]に対する栄養管理は，**保存期腎不全患者**と**維持透析患者**では異なり，タンパク摂取制限が必要な保存期腎不全（CKD stage Ⅳ）患者と対照的に，維持透析患者では体タンパク異化防止のために十分なエネルギー投与とタンパク摂取の増量が推奨されている．透析膜によるタンパク喪失のために，タンパク摂取量は 1.1～1.2g/kg/日とする（☞ハンドブック；p376, 377）．

d. 慢性閉塞性肺疾患（COPD）

　慢性閉塞性肺疾患（chronic obstructive pulmonary disease：COPD）では，明らかな二酸化炭素蓄積のある患者のエネルギー源としては，炭水化物の過剰摂取を避け，脂質の比率を高くすることが推奨されている[☞ハンドブック；p417，表2「静脈経腸栄養ガイドライン（呼吸不全）」]．脂質は呼吸商を下げ，二酸化炭素の産生量を減少させることが知られている．

解　答　**a**

a. 頭頸部腫瘍患者では半消化態栄養剤が第一選択である．
b. クローン病の寛解導入には脂質の ~~多い~~ **少ない** ものを用いる．
c. 潰瘍性大腸炎の寛解維持には成分栄養剤を ~~用いる~~ **用いる必要はない**．
d. 維持透析患者ではタンパク質の ~~少ない~~ **多い** ものを用いる．
e. 慢性閉塞性肺疾患（COPD）では脂質の ~~少ないもの~~ **多いものまたは標準量のもの** を用いる．

◆ 関連する重要事項

　設問に関連するそれぞれの病態別栄養管理について，『ハンドブック』を熟読することを勧める．炎症性腸疾患，慢性腎不全，COPDは，その治療においても栄養管理が重要な役割を果たす．炎症性腸疾患でもクローン病と潰瘍性大腸炎では栄養管理の位置付けが異なる．慢性腎不全患者では透析導入の有無により栄養管理法が異なることを理解しておく．COPD患者では，高エネルギー高タンパク食（分岐鎖アミノ酸含有率が高いことが望ましい），血清中リン濃度のモニタリングなどが重要である．

問49 急性膵炎患者の栄養管理について正しいのはどれか

a. 軽症〜中等症の半数程度で強制栄養を要する．
b. 早期の経腸栄養（EN）の安全性は証明されていない．
c. 経静脈的な脂肪投与は膵外分泌を刺激する．
d. 高エネルギー，低タンパク質，高炭水化物，低脂肪組成とする．
e. 重症例への EN は中心静脈栄養（TPN）と比較して，感染性合併症を減少させる．

◆ 解 説

急性膵炎における栄養管理に関する問題である．急性膵炎であっても可能なかぎり**経腸栄養（enteral nutrition：EN）**が推奨されており，テキスト・ガイドライン・文献などによって十分学習しておくことが必要である．

1. 急性膵炎とは （☞ハンドブック；p356）

急性膵炎は，膵内での膵酵素活性化による膵臓の自己消化を本態とする，膵臓の非化膿性急性炎症性疾患であり，他の隣接する臓器や遠隔臓器にも影響を及ぼす．厚生労働省難治性膵疾患に関する調査研究班（2008 年）より，診断基準（**表 1**）および重症度判定基準（**表 2**）が示されている．大多数の急性膵炎は突然発症し，上腹部痛を伴い，軽度の圧痛から反跳痛までのさまざまな腹部所見を伴う．日本では，アルコールと胆石が急性膵炎の二大成因であり，男性ではアルコール性膵炎が多く，女性では胆石性膵炎が多い．

2. 急性膵炎における栄養管理 （☞ハンドブック；p356，357）

軽症膵炎に対して入院後早期に**中心静脈栄養（total parenteral nutrition：TPN）**か**通常輸液**を開始した比較試験では，経口摂取までの日数，入院期間，膵炎による合併症発生率に差を認めなかった．また，**静脈栄養（parenteral nutrition：PN）**と EN との比較試験では，疼痛スコア，アミラーゼの正常化までの日数，経口摂取までの日数，アルブミン値，感染症発生率に差は認めなかった．さらに医療費の面では，EN は PN の 1/4 以下であった．以上から，軽症例では TPN の必要性は少なく，早期から EN（経口栄養）が推奨されている．

重症膵炎では栄養摂取が長期に不可能な場合が多く，必要栄養量を補充する必要がある．膵炎発症後に循環動態が安定したら，従来は膵臓の安静を図る目的から TPN が推奨されてきたが，現在では早期より EN を始める．重症膵炎を対象とした PN と EN の比較試験では，入院 7 日後の全身性炎症反応症候群（systemic inflammatory response syndrome：SIRS）発生率，CRP 値，APACHE Ⅱ値が EN で有意に低下を認めた．さらに医療費の面では，EN は PN の 1/3 であった．

表1 急性膵炎の診断基準

1. 上腹部に急性腹痛発作と圧痛がある
2. 血中または尿中に膵酵素の上昇がある
3. 超音波，CT または MRI で，膵臓に急性膵炎に伴う異常所見がある

上記 3 項目中 2 項目以上を満たし，他の膵疾患および急性腹症を除外したものを急性膵炎と診断する．ただし，慢性膵炎の急性増悪は急性膵炎に含める

注：膵酵素は膵特異性の高いもの（膵アミラーゼ，リパーゼなど）を測定することが望ましい．
（厚生労働省難治性膵疾患に関する調査研究班，2008）

表2 急性膵炎の重症度判定基準

予後因子（予後因子は各1点とする）
1. base excess≦−3mEq/L，またはショック（収縮期血圧≦80mmHg）
2. PaO$_2$≦60mmHg（room air），または呼吸不全（人工呼吸管理が必要）
3. BUN≧40mg/dL（or Cr≧2mg/dL），または乏尿（輸液後も1日尿量が400mL以下）
4. LDH≧基準値上限の2倍
5. 血小板数≦10万/mm^3
6. 総Ca≦7.5mg/dL
7. CRP≧15mg/dL
8. SIRS診断基準における陽性項目≧3*
9. 年齢≧70歳

＊：SIRS診断基準項目：①体温＞38℃または＜36℃，②脈拍＞90/min，③呼吸数＞20/min または PaCO$_2$＜32mmHg，④白血球数＞12,000/mm^3 か＜4,000/mm^3 または10%幼若球出現

造影CT Grade

1. 炎症の膵外進展度

前腎傍腔	0点	結腸間膜根部	1点	腎下極以遠	2点

2. 膵臓の造影不良域：膵臓を便宜的に3つの区域（膵頭部，膵体部，膵尾部）に分け判定する

各区域に限局している場合，または膵臓の周辺のみの場合	0点	2つの区域にかかる場合	1点	2つの区域全体を占める，またはそれ以上の場合	2点

3. 合成スコア（上記1.＋2.）

1点以下	Grade 1	2点	Grade 2	3点以上	Grade 3

重症の判定
①予後因子が3点以上，または②造影CT Grade 2以上の場合は重症とする

（厚生労働省難治性膵疾患に関する調査研究班，2008）

また近年，EN によって感染性膵壊死の発生率，多臓器不全発症率，死亡率の有意な改善が報告されており，EN が強く勧められている．

解答 e

a. 軽症〜中等症**の半数程度で強制栄養を要するでは，強制栄養をほとんど必要としない**．
b. 早期の経腸栄養（EN）の安全性は証明されて**いないいる**．
c. 経静脈的な脂肪投与は膵外分泌を**刺激するほとんど刺激しない**．
d. 高エネルギー，**低 高**タンパク質，高炭水化物，低脂肪組成とする．
e. 重症例への EN は中心静脈栄養（TPN）と比較して，感染性合併症を減少させる．

◆ 関連する重要事項

輸液は糖質とアミノ酸を中心に，**基礎エネルギー消費量**の1.5倍を目標に投与し，**NPC/N比**は110〜130を目安とする．以前は発症早期の**経静脈的な脂肪投与**が膵外分泌を刺激し，膵臓の炎症を増悪させることが危惧されていたが，近年その可能性はほぼ否定されている．

参考文献
1) 急性膵炎診療ガイドライン2010改訂出版委員会（編）：急性膵炎診療ガイドライン2010，金原出版，東京，2009
2) 日本静脈経腸栄養学会（編）：急性膵炎．静脈経腸栄養ガイドライン，第2版，南江堂，東京，p45-47，2006
3) Petrov MS et al：A randomized controlled trial of enteral versus parenteral feeding in patients with predicted severe acute pancreatitis shows a significant reduction in mortality and in infected pancreatic complications with total enteral nutrition. Dig Surg 23：336-345, 2006

問 50

非代償期の慢性膵炎について正しいのはどれか

a. 体重（除脂肪量）は保たれる．
b. 基礎代謝量は低下する．
c. 脂溶性ビタミンの欠乏は少ない．
d. 消化酵素薬の投与が必要である．
e. 厳格に脂肪摂取を制限する．

解説

　慢性膵炎における栄養管理に関する問題である．慢性膵炎の**代償期**や**移行期**では膵機能障害は顕在化していないが，**非代償期**では膵臓の外分泌・内分泌組織が荒廃しており，**消化吸収障害**や**耐糖能異常**を伴う膵機能不全に陥るため，栄養療法が推奨される．テキスト・ガイドライン・文献などによって十分学習しておくことが必要である．

1．慢性膵炎とは （☞ハンドブック；p357）

　慢性膵炎は，長期の炎症による膵実質の脱落と線維化が不可逆性に進行する疾患で，成因はアルコール性，特発性，遺伝性などがある．膵臓の**外分泌機能の低下**から**消化吸収障害**が，**内分泌（インスリン分泌）機能の低下**から**膵性糖尿病**が発症する．

　また慢性膵炎は，膵機能が保たれる代償期，機能不全状態にある非代償期，その間の移行期の3病期に分けられ，臨床症状や治療方針が異なる．なお，慢性膵炎の急性増悪は急性膵炎に準じた病態・診断・治療となる．

2．慢性膵炎における栄養管理 （☞ハンドブック；p357, 358）

　積極的な栄養管理が必要となるのは非代償期であり，膵実質の絶対量の減少により膵内外分泌機能が低下し，消化吸収障害と膵性糖尿病が顕在化する．そのため，栄養障害と**体重（除脂肪量）**の減少が進行するため，栄養評価と膵内外分泌機能を正確に評価し，栄養管理を必要とする．

　栄養評価には，身体計測と血中栄養指標の測定を用いる．身体計測は体重測定に加え，体脂肪量と除脂肪量の測定が有用である．血中栄養指標はヘモグロビン・総コレステロール・アルブミンなどのほかに，プレアルブミン・レチノール結合タンパク・**脂溶性ビタミン**・微量元素の測定が推奨されている．膵外分泌機能不全の評価には便中脂肪量測定が望ましいが煩雑であり，簡便性からは BT-PABA 試験が優れている．

　適切なエネルギー投与量は，標準体重（kg）×30〜35kcal とする報告や，標準体重（kg）×30kcal 以上を原則とするという報告がある．ただし，適切なエネルギーを摂取する際の前提として，消化吸収障害による便中へのエネルギー喪失および膵性糖尿病による尿中へのエネルギー喪失を防ぐ目的で，**消化酵素薬**・胃酸分泌抑制薬の投与を行うことが重要である．

　消化酵素薬の有効性が明らかな病態は膵外分泌機能不全による脂肪便であり，消化酵素薬としてはリパーゼ力価の高い脂溶性パンクレアチン製剤が推奨されている．消化酵素薬投与により，脂肪便減少，タンパク代謝改善，体重増加，腹痛軽減などの効果がある．

　また，重炭酸塩分泌が低下している状態では，十二指腸内 pH が低下するため，消化酵素は容易に失活し，腸管内で十分な効果を発揮できない．そこで胃酸分泌抑制薬の同時内服により，胃十二指腸内 pH を上昇させることで消化酵素薬の効果発現を高めることが可能である．

脂肪摂取量に関しては，1日40～60gの摂取を推奨する報告や全エネルギーの30～40％の摂取を推奨する報告がある．

また，脂溶性ビタミン（ビタミンA・D・E・K）の欠乏や，亜鉛・セレンといった微量元素，さらには水溶性ビタミン B_1・B_2・B_{12} の欠乏を呈することがある．食事摂取が長期にわたり困難でないかぎり，脂溶性ビタミン欠乏例に対しては，まず適切な食事指導と栄養評価の下に，十分量の消化酵素薬治療を行い，その効果発現が期待できない場合に脂溶性ビタミンの補充を考慮する．

解　答　　d

a. 体重（除脂肪量）は **保たれる** **減少する**．
b. 基礎代謝量は低下 **する** **しない**．
c. 脂溶性ビタミンの欠乏 **は少ない** **を呈する**．
d. 消化酵素薬の投与が必要である．
e. 厳格に脂肪摂取を **制限する** **制限する必要はない**．

◆ 関連する重要事項

膵性糖尿病は膵β細胞減少に起因するため，その治療としてはインスリン療法が基本となる．経口血糖降下薬の有効性に関するエビデンスはないが，症例によっては効果を示すこともある．

参考文献
1) 日本消化器病学会（編）：慢性膵炎診療ガイドライン，南江堂，東京，2009
2) 日本静脈経腸栄養学会（編）：慢性膵炎．静脈経腸栄養ガイドライン，南江堂，東京，p47-48, 2006
3) Czakó L et al：Quality of life assessment after pancreatic enzyme replacement therapy in chronic pancreatitis. Can J Gastroenterol 17：597-603, 2003

問 51

非代償性肝硬変患者の血漿遊離アミノ酸のうち低下するのはどれか

a. ロイシン
b. メチオニン
c. トリプトファン
d. フェニルアラニン
e. チロシン

◆ 解 説

　　　　　　非代償性肝硬変における血漿遊離アミノ酸に関する問題である．肝障害時は血漿遊離アミノ酸組成に著明な変化を生じる．特に分岐鎖アミノ酸（branched chain amino acid：BCAA），芳香族アミノ酸（aromatic amino acid：AAA），メチオニンの変動は著しく，肝疾患の病態の把握に有用である．

　また，肝硬変患者では，BCAA の低下，AAA の増加により，肝性脳症や低タンパク栄養状態（低アルブミン血症）をきたす．肝硬変患者への BCAA 製剤投与には予後・QOL の改善効果があり，ガイドラインで推奨されている．

1. 肝硬変におけるアミノ酸インバランス　（☞ハンドブック；p349〜353）

　　　　肝硬変患者では，BCAA（**ロイシン**，**イソロイシン**，**バリン**）の低下と AAA（**チロシン**，**フェニルアラニン**，**トリプトファン**）の増加，その結果として，これらのモル比である **Fischer 比**が著明に低下するが，これを臨床的に**アミノ酸インバランス**と呼ぶ．アミノ酸インバランスの機序（図1）は，①肝硬変に伴う高アンモニア血症を代償するために BCAA が用いられるためという説や，②肝硬変患者で障害されるエネルギー代謝を代償するため BCAA をエネルギー源として燃焼するという説などがある．いずれもその主たる場は骨格筋であり，血中から BCAA を積極的に取り込むことになる．アンモニアは，生理的条件では肝の尿素サイクルによって解毒される．肝硬変ではこの代謝経路が障害されるため，骨格筋でグルタミン酸からグルタミンを合成する過程でアンモニアを取り込むことにより処理される．この経路が円滑に進むためには，グルタミン酸の供給が不可欠であり，その前段階で BCAA が必要である．よって，肝硬変患者の骨

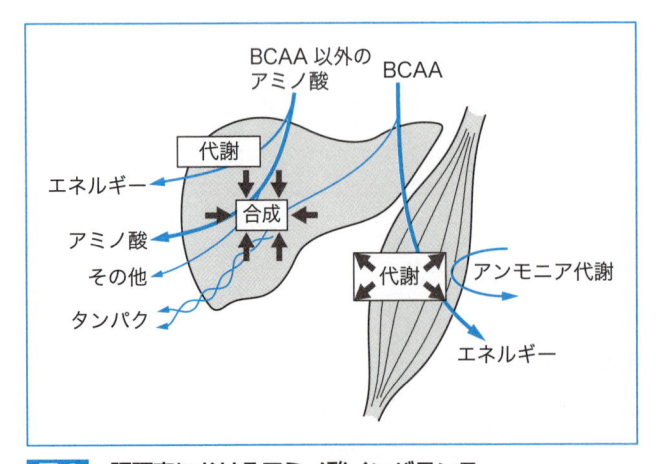

図1 肝硬変におけるアミノ酸インバランス

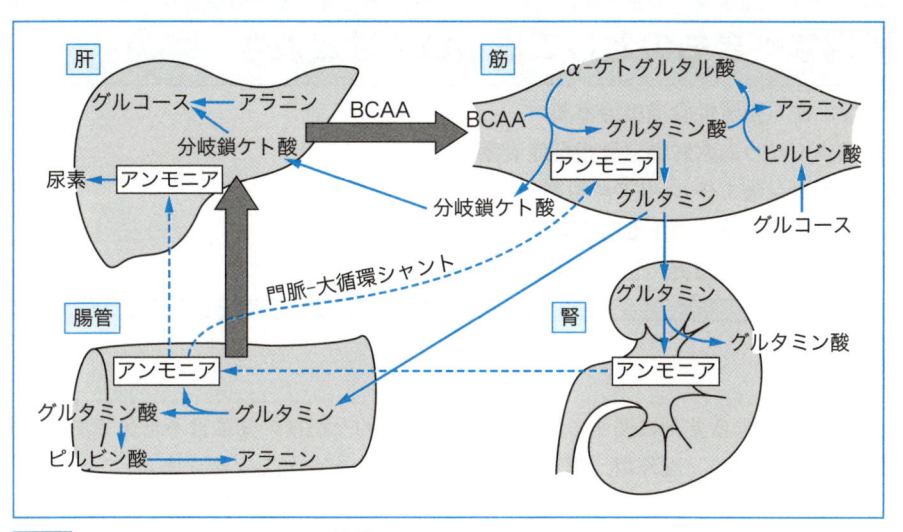

図2 アンモニアとBCAAの代謝

格筋はアンモニア解毒のためBCAAを血液から汲み上げることになる（図2）．また，肝硬変ではエネルギー基質としてもBCAAの利用が亢進する．生理的に最も利用効率が高いエネルギー源はブドウ糖であるが，肝硬変では肝の萎縮によるグリコーゲン貯蔵の減少と，末梢組織でのインスリン抵抗性増加のため，ブドウ糖の利用効率の低下を認める．逆にBCAAは骨格筋で燃焼されやすい基質であるため，エネルギー源としての利用率は肝硬変患者では上昇する．肝硬変患者の多くにおいてエネルギー代謝異常が認められ，その代償のためBCAAは低下する．

解 答 ■■■ a

a. ロイシン
b. ~~メチオニン~~ ➡上昇する．
c. ~~トリプトファン~~ ➡上昇する．
d. ~~フェニルアラニン~~ ➡上昇する．
e. ~~チロシン~~ ➡上昇する．

◆ 関連する重要事項

　肝硬変患者にもたらされる病態に低タンパク栄養状態がある．低タンパク栄養状態は，浮腫・腹水・骨格筋肉量の減少・アルブミン値の低下として現れ，生命予後を規定する因子である．BCAA製剤投与によりアルブミン濃度・肝機能・QOL・予後の有意な改善を認め，ガイドラインで使用が推奨されている．

参考文献
1) 日本消化器病学会（編）：肝硬変診療ガイドライン，南江堂，東京，2010
2) 武藤泰敏：肝不全：基礎と臨床，日本医事新報社，東京，1994
3) 白木　亮ほか：分岐鎖アミノ酸（BCAA）．肝硬変のマネジメント，改訂版，西口修平（編），医薬ジャーナル社，大阪，p85-91，2011

問 52

食直前に服用すべきものとして正しいのはどれか

- a. ランソプラゾール（逆流性食道炎治療薬）
- b. リセドロン酸ナトリウム水和物（骨粗鬆症治療薬）
- c. エイコサペンタエン酸エチル（EPA製剤）
- d. ボグリボース（αグルコシダーゼ阻害薬）
- e. イトラコナゾール（抗真菌薬）

◆ 解 説

よく臨床で用いられる薬剤に関する問題である．基本的な薬剤の知識は不可欠であり，薬品名，薬理作用，適応，服用法，副作用，相互作用，薬物動態などを知る必要がある．

1．基本的分類と法律

『日本医薬品集』に詳しいが，薬理作用から抗菌薬，抗悪性腫瘍薬，糖尿病治療薬，降圧薬，抗不整脈薬，消化性潰瘍治療薬，気管支喘息治療薬，向精神薬など67項目に分類される．特に，輸液栄養製剤，電解質補正製剤，経管栄養剤などの栄養療法に関わる薬品の種類は重要である．

また法律上，医薬品は薬事法，食品は食品衛生法で規定されている．添加物については日本薬局方（医薬品），食品添加物規格基準（食品）で規定されており，医薬品を食品に簡単には添加できない．

2．薬理作用，薬物相互作用，副作用

薬品には，必ず作用機序，代謝動態，薬物相互作用などが記載されている．最近では，**薬物動態/薬力学（PK/PD）**が注目されており，dose dependent と time dependent とに分け，薬物の血中濃度を重視する場合（抗生物質，抗癌薬など）と，薬物が投与されている時間を重視する場合〔一部の抗癌薬（5-FUなど）〕がある．

また，**薬物代謝**は肝臓，腎臓，肺などで行われ，P450 やグルタチオンS-トランスフェラーゼなどの代謝酵素で代謝され，薬物の相互作用・副作用の発現にもつながるので，代表的な事例〔例：ワルファリンとビタミンK（納豆），降圧薬とグレープフルーツ〕には注意が必要である．

さらに，薬物の排泄経路，排泄時間についての知識も重要である．腎排泄の薬品は，腎機能の落ちた患者では投与量や時間が制限される．また，薬品の代表的な副作用も記憶しておく必要がある（表1）．

表1 薬品の代表的な副作用

抗菌薬	➡ アレルギー
血管拡張薬	➡ 頭痛
抗悪性腫瘍治療薬	➡ 骨髄抑制，末梢神経障害
抗菌薬	➡ 偽膜性腸炎，MRSA
糖尿病治療薬	➡ 低血糖

3. 服用法, 適応

　服用法は薬品によって，食前，食中，食後，食間，就寝前，頓服などに分けられる．特に糖尿病においては，糖の吸収を抑えて食後の高血糖を防ぐ目的で，設問 d. の**ボグリボース**のような糖吸収阻害薬を食直前に服用することが多い．脂肪異常症で陰イオン交換樹脂，慢性腎不全患者で炭素（クレメジン®），慢性肝不全患者でアンモニア酸性抑制目的のラクツロース（モニラック®，ラクツロース®など）などが投与される．適応は，DI（drug information）に詳しく，保険上は DI の適応症に沿った薬品の選択・投与が望まれる．

　漢方薬は食前投与が原則であるが，実際には食間や食後に服用しても吸収・効果などに問題はない．

解　答　… d

- a. ランソプラゾール（逆流性食道炎治療薬）　➡ 食後に服用
- b. リセドロン酸ナトリウム水和物（骨粗鬆症治療薬）　➡ 起床時服用
- c. エイコサペンタエン酸エチル（EPA 製剤）　➡ 食後に服用
- d. ボグリボース（αグルコシダーゼ阻害薬）　➡ 糖尿病治療薬で，食直前に服用すべき糖吸収阻害薬である．
- e. イトラコナゾール（抗真菌薬）　➡ 食後に服用

◆ 関連する重要事項

　薬品・食品を規制する法律（薬事法，日本薬局方，食品衛生法，食品添加物規格基準）は頻繁に改正されるので，動向に注意が必要である．栄養治療に関わるうえで薬物動態の知識とともに，薬価や薬品の副作用情報にも目を配る必要がある．

参考文献
1) DRUGS IN JAPAN 日本医薬品集フォーラム（監）：日本医薬品集，2012 年版，じほう，東京，2011
2) 浦部晶夫ほか（監）：今日の治療薬 2012，南江堂，東京，2011

問 53

血液透析を行っている患者の食事で制限しないのはどれか

a. タンパク質
b. 食塩
c. 水分
d. カリウム
e. リン

解　説（☞ハンドブック；p376, 377）

　血液透析患者の食事療法に関する問題である．透析患者に特徴的な代謝異常や保存期腎不全における食事療法との違いについて十分に理解しておくことが必要である．

1. 透析患者における代謝異常

　腎機能が障害されると，さまざまな代謝異常が生じてくる．
　水分・電解質異常としては，一般的に，水分過剰，低ナトリウム血症，高カリウム血症，低カルシウム血症，高リン血症，高マグネシウム血症，代謝性アシドーシスが生じやすくなる．
　タンパク代謝異常としては，タンパク合成（同化）が低下し，タンパク分解（異化）が亢進し，さらにタンパク代謝産物の蓄積が認められるようになる．分岐鎖アミノ酸は他のアミノ酸に比べてエネルギー効率がよいため，分岐鎖アミノ酸の欠乏と非必須アミノ酸の過剰状態が生じることも知られている．
　糖質代謝異常としては，アシドーシスや尿毒症物質の蓄積によって細胞におけるインスリン感受性が低下するため（インスリン抵抗性の惹起），糖の利用が障害される．一方，腎機能の低下に伴いインスリンの分解が遅延し，血中のインスリン濃度が上昇するという病態も併存している．
　脂質代謝異常としては，一般的にVLDL（very low density lipoprotein）やIDL（intermediate density lipoprotein）が増加し，HDL（high density lipoprotein）が減少する．
　ビタミンでは，ビタミンAが増加し，ビタミンDが減少する．また，微量元素では，亜鉛（Zn），セレン（Se）が欠乏し，銅（Cu），アルミニウム（Al）が過剰となっていることが多いとされる．

2. 透析患者における食事療法

　保存期から透析導入された場合に，注意すべきものの代表がタンパク質摂取量である．すなわち，保存期にはその病期にしたがって腎保護のためにタンパク質摂取制限を行うが，表1に示す通り，日本腎臓学会による『慢性腎臓病に対する食事療法基準2007年版』で呈示されている

表1　慢性腎臓病（透析期）に対する食事療法基準

エネルギー (kcal/kg/day)	タンパク質 (g/kg/day)	食塩 (g/day)	水分 (mL/day)	カリウム (mg/day)	リン (mg/day)
27〜39*	1.0〜1.2	6未満	できるだけ少なく (15mL/kgDW/day以下)	2,000以下	タンパク質(g)×15以下

kg：身長 (m)^2×22 として算出した標準体重，kgDW：ドライウエイト（透析時基本体重）
*：『日本人の食事摂取基準2005年版』と同一とする．性別，年齢，身体活動レベルにより推定エネルギー必要量は異なる．
（日本腎臓学会：慢性腎臓病における食事療法基準2007年版．日腎会誌 49：872, 2007）

血液透析患者のタンパク質摂取推奨量は1.0〜1.2g/kg体重/dayとなっている．参考までに，『日本人の食事摂取基準2010年版』による一般成人に対するタンパク質摂取推奨量は0.93g/kg体重/day，高齢者では1.03g/kg体重/dayとされている．すなわち，『慢性腎臓病に対する食事療法基準2007年版』にしたがえば，透析患者では健常者よりも高タンパク食が必要ということになる．これは透析によるタンパクの喪失や透析療法そのもののストレスを考慮したものであるが，透析患者において，タンパク質を過剰に摂取するということは，リン・カリウム・尿素窒素濃度の上昇，代謝性アシドーシスの促進，尿毒症物質の蓄積を引き起こすことにつながるということも念頭に置く必要がある．

タンパク質摂取のエビデンスの1つとして，維持透析患者約5万人を対象として行われた研究においてPNA〔protein equivalent of total nitrogen appearance；安定した状態においては患者のタンパク質摂取量とみなすことができる指標（protein catabolic rate：PCR）とほぼ同義〕が1.0〜1.4g/kg体重/dayの群では，0.8g/kg体重/day以下および1.4g/kg体重/day以上の群に比して死亡率が低値であり，またPNAが減少したものではその後の死亡率が高く，増加した群では低くなる傾向を認めたことが報告されている．

解 答　a

各ガイドラインにより推奨の数値は多少異なるが，タンパク質投与は積極的に制限しない．
a. タンパク質 ➡ 1.0〜1.2g/kg体重/dayの投与が推奨されており，一般に制限されない．
b. 食塩 ➡ 6g/day未満の投与と制限される．
c. 水分 ➡ 15mL/kgDW（透析時基本体重）/day以下に制限される．
d. カリウム ➡ 2,000mg/day以下に制限される．
e. リン ➡ タンパク（g）×15mg/day以下に制限される．

◆ 関連する重要事項

前述の通り，透析患者と保存期腎不全患者の栄養療法における大きな違いの1つがタンパク質の投与である．すなわち，透析患者であっても保存期腎不全患者であっても，問題の選択肢のうち，タンパク質以外の食塩，水分，カリウム，リンについては程度の差はあるが制限の必要がある．一方で，タンパク質に関しては，保存期腎不全患者では，主に腎保護の目的から投与が制限されるが，対照的に透析患者では，透析によるストレスや透析膜からの喪失を考慮して一般に制限されない．ただし，腹膜透析患者については，日本透析医学会のガイドラインにおいて，タンパク質摂取量0.9g/kg体重/dayが許容されていることも含め，タンパク質の具体的な摂取推奨量に関しては今後のさらなるエビデンスの蓄積が必要と考えられる．

参考文献
1) 日本腎臓学会：慢性腎臓病における食事療法基準2007年版．日腎会誌 49：871-878，2007
2) 厚生労働省「日本人の食事摂取基準」策定検討会：日本人の食事摂取基準2010年版，第2版，第一出版，東京，2010
3) Shinaberger CS et al：Longitudinal associations between dietary protein intake and survival in hemodialysis patients. Am J Kidney Dis 48：37-49, 2006

問 54

メタボリックシンドロームの診断基準項目として誤っているのはどれか

a. 腹囲
b. 血清総コレステロール
c. 血清中性脂肪
d. 空腹時血糖
e. 収縮期血圧

◆ 解 説 （☞ハンドブック；p397）

メタボリックシンドロームの診断に関する問題である．メタボリックシンドロームの臨床的な意義を理解することが重要であり，栄養指導のポイントの学習が必要である．

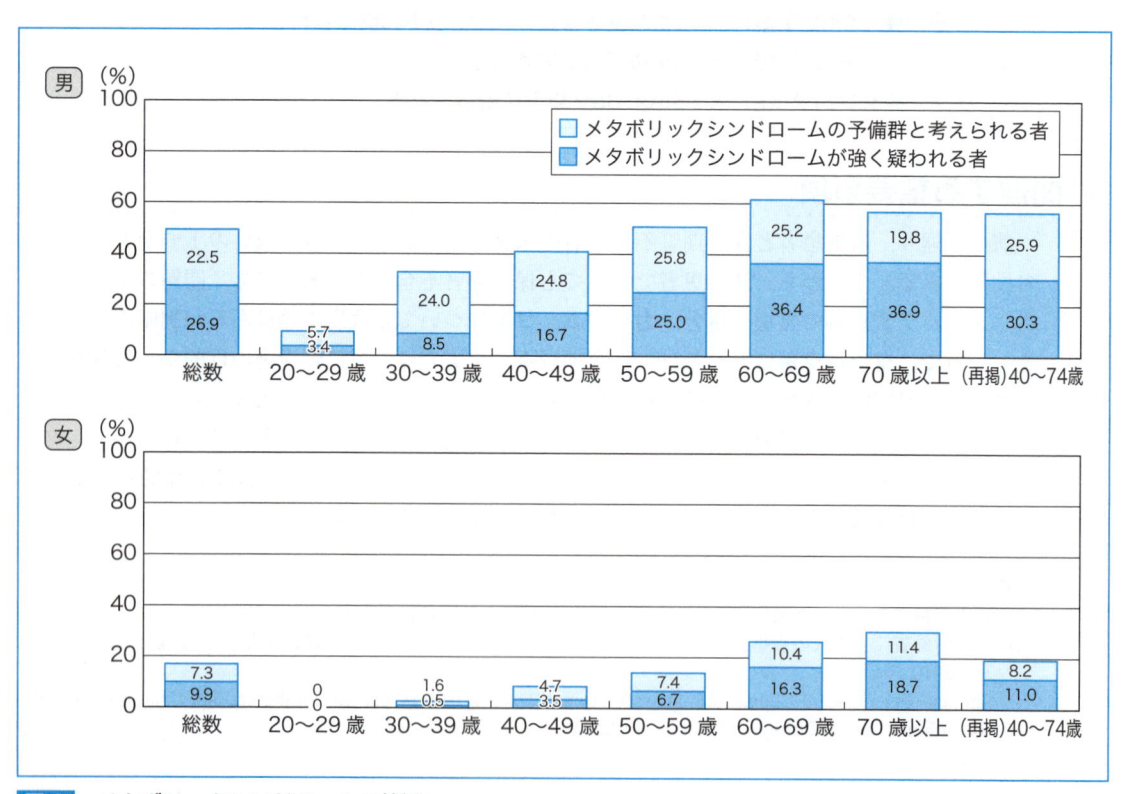

1. メタボリックシンドロームの概念

メタボリックシンドローム（内臓脂肪症候群） は，内臓肥満を基盤として，耐糖能障害，高血圧，脂質異常，肥満などが複合合併した病態を表し，包括したものと理解される．日本内科学会雑誌に公表されたメタボリックシンドロームの疾患概念では，これまで「マルチプルリスクファクター症候群」と呼ばれていた疾患群は，偶然にリスクが集まったものではなく，上流に共通の発症基盤を持つ1つの疾患単位としてとらえられる[1]．

図1 メタボリックシンドロームの状況
（平成19年度国民健康・栄養調査）

表1 メタボリックシンドロームの診断に関する主な基準

		NCEP ATPⅢ 2001	AHA / NHLBI 2005	IDF 2007	日本内科学会 2005
必須項目		設定なし 下記の3つ以上	下記の3つ以上	腹囲が必須項目	
腹囲 (cm)		男性≧102 女性≧88	男性≧90 女性≧80	男性≧90 女性≧80 ＋ 下記の2つ以上	男性≧85 女性≧90 ＋ 下記の2つ以上
脂質代謝 (mg/dL)	TG	≧150	≧150 or 治療中	≧150 or 治療中	TG≧150 or 治療中 and/or HDL-C＜40 or 治療中
	HDL-C	男性＜40 女性＜50	男性＜40 女性＜50 or 治療中	男性＜40 女性＜50 or 治療中	
血圧 (mmHg)		≧130/85	SBP≧130 or DBP≧85 or 治療中	SBP≧130 or DBP≧85 or 治療中	SBP≧130 or DBP≧85 or 治療中
血糖 (mg/dL)		FPG＞110*(糖尿病含む)	FPG≧100 or 治療中	FPG≧100(糖尿病含む)	FPG≧110 or 治療中

TG：**トリグリセリド(中性脂肪)**，HDL-C：HDL コレステロール，SBP：**収縮期血圧**，DBP：拡張期血圧，FPG：**空腹時血糖値**

2. わが国の肥満とメタボリックシンドロームの実態調査

　2007（平成19）年度の国民健康・栄養調査によると，40～74歳の男性の2人に1人，女性の5人に1人が，メタボリックシンドロームが強く疑われる者，または予備群と考えられる者である（図1）[2]．肥満者（BMI≧25）の割合は，男性で30.4%，女性で20.2%である．腹囲は年齢とともに増加し，メタボリックシンドロームの腹囲基準（後述）を満たす者は，男性で58.7%，女性で19.8%に及ぶ．

3. メタボリックシンドロームの診断基準

　世界の多くの機関より**メタボリックシンドロームの診断基準**が提唱されている（表1）[1, 3-5]．
　国際糖尿病連盟（International Diabetes Federation：IDF）および日本内科学会からの診断基準では，**内臓肥満**が必須項目となっている．**腹囲**基準に加え，**脂質異常**，**高血圧**，**空腹時血糖**の高値のなかで，2項目以上満たすとメタボリックシンドロームと診断される．腹囲は立位，軽呼気時に臍レベルで測定する．脂肪蓄積が著明で臍が下方に偏位している場合は，肋骨下縁と前上腸骨棘の中点の高さで測定する．メタボリックシンドロームと診断された場合，糖負荷試験が勧められるが，診断に必須ではない．
　臍高部レベルCTスキャンによる腹腔内脂肪面積100cm^2に相当する腹囲は，男性で85cm，女性で90cmであることから，内臓肥満の基準値が設定された．日本人における腹部肥満の基準値については議論が多く，IDFは新たな腹囲基準（2007年；男性90cm以上，女性80cm以上）を提唱している[5]．

解答　　b

a. 腹囲
b. **血清総コレステロール** ➡高コレステロール血症は，メタボリックシンドロームとは異なる機序で心血管疾患のリスクとなるため，診断基準には含まれない．
c. 血清中性脂肪
d. 空腹時血糖
e. 収縮期血圧

◆ 関連する重要事項

1. メタボリックシンドロームの臨床的意義

メタボリックシンドロームの意義は，**心血管疾患のリスクが高いこと，2型糖尿病の発症が多いこと**である．メタボリックシンドロームは，冠動脈疾患，脳卒中のリスクを概ね2～3倍，全死亡を1.5～2.1倍増加させる．また，メタボリックシンドロームの危険因子が重積すると心血管イベントが増加する．高血圧，脂質異常，糖尿病などのリスク数が多い場合，腹囲が増大すると心血管イベントはさらに増加する．また2型糖尿病の発症は約3～7倍高い[6]．

2. メタボリックシンドロームの管理

日本内科学会の提言によると，メタボリックシンドロームの管理では過剰栄養摂取の制限や身体活動度の増加を行い，心血管疾患を予防することが第一目標とされている[1]．つまりメタボリックシンドローム治療の原則は，肥満，特に腹部肥満の改善によるインスリン抵抗性，アディポサイトカイン異常の是正による危険因子の改善にある．このため運動療法と食事療法が主体となり，両者の併用が最も効果的である．目標は腹部肥満の正常化であり，明らかな高血圧・糖尿病・脂質代謝異常を有する場合には，当然それぞれに対して薬剤を使用して危険因子の管理を図ると同時に，インスリン抵抗性の改善を考慮し，さらに生活習慣改善を併用することが基本となる．

食事療法としては，摂取エネルギーを25kcal/kg標準体重を目安に，個々の体格や活動性・実現性を考慮して設定する．まずは現体重の5%減を3～6ヵ月かけて実行する．

参考文献

1) メタボリックシンドローム診断基準検討委員会：メタボリックシンドロームの定義と診断基準．日内会誌 **94**：188-203, 2005
2) 厚生労働省健康局総務課生活習慣病対策室：平成19年国民健康・栄養調査報告（http://www.mhlw.go.jp/bunya/kenkou/eiyou09/01.html）
3) Expert Panel on Detection, Evaluation, and Treatment of High Blood Cholesterol in Adults. Executive Summary of The Third Report of The National Cholesterol Education Program（NCEP）Expert Panel on Detection, Evaluation, And Treatment of High Blood Cholesterol In Adults（Adult Treatment Panel Ⅲ）. JAMA **285**：2486-2497, 2001
4) Grundy SM et al：National Heart, Lung, and Blood Institute. Diagnosis and Management of the Metabolic Syndrome. An American Heart Association/National Heart, Lung, and Blood Institute Scientific Statement. Circulation **112**：2735-2752, 2005
5) International Diabetes Federation：Worldwide definition of the metabolic syndrome, 2007（http://www.idf.org/webdata/docs/IDF_Metasyndrome_definition.pdf）
6) 櫻井　孝ほか：肥満とやせ，メタボリックシンドローム．新老年学，第3版，大内尉義ほか（編），東京大学出版会，東京，p1031-1043, 2010

問 55

潰瘍性大腸炎の栄養管理について正しいのはどれか

a. 肉眼的な血便があれば静脈栄養を行う．
b. 静脈栄養では脂肪乳剤を併用する．
c. 成分栄養法により高率に寛解導入される．
d. 活動期のタンパク質（アミノ酸）量は 1.0g/kg 体重/day 程度とする．
e. 在宅経腸栄養法は寛解維持に有用である．

解 説 （☞ハンドブック；p365～369）

潰瘍性大腸炎の栄養管理に関する問題である．炎症性腸疾患には，潰瘍性大腸炎とクローン病とがある．両疾患には共通点もあるが，基本的な治療方針や栄養療法の意義は大きく異なる．クローン病との違いを確認しながら，学習することが重要である．

1. 潰瘍性大腸炎の臨床症状

潰瘍性大腸炎は，大腸にびまん性の潰瘍やびらんを生じる炎症性疾患である．直腸から連続性に病変を認めるのが特徴であり，罹患範囲により，①直腸炎型，②左側結腸炎型，③全大腸炎型に分類される．血便や粘血便が持続あるいは反復するのも特徴であり，中等症や重症例では，頻回の下痢，血便，発熱，腹痛などをきたし，貧血，体重減少などの全身症状も認められる．厚生労働省難治性炎症性腸管障害調査研究班の重症度分類では，①排便回数，②顕血便，③発熱，④頻脈，⑤貧血，⑥赤沈の6項目の評価により，軽症，中等症，重症に分類される．重症のなかでも，特に症状の強い場合は劇症とする（表1）[1]．

活動期と寛解期の病期でも分類され，炎症が治まり，血便などの症状が消失した状態が寛解である．

表1 潰瘍性大腸炎の重症度分類（案）

	重症	中等症	軽症
1. 下痢	6回以上		4回以上
2. 粘血便	(#)		(－)～(＋)
3. 発熱	37.5℃以上	重症と軽症	(－)
4. 頻脈	90/min 以上	の中間	(－)
5. 貧血	Hb 10g/dL 以下		(－)
6. 血沈	30mm/hr 以上		正常

- 重症とは，1.および2.のほかに，全身症状である3.または4.のいずれかを満たし，かつ6項目のうち4項目以上を満たすものとする．軽症は6項目すべてを満たすものとする．
- 上記の重症と軽症の中間にあたるものを中等症とする．
- 重症のなかでも特に症状が激しく重篤なものを激症とし，発症の経過により，急性激症型と再燃激症型に分ける．
- 激症の診断基準は下記の5項目すべてを満たすものとする：
  1）重症基準を満たしている．
  2）15回/day 以上の血性下痢が続いている．
  3）38℃以上の持続する高熱がある．
  4）10,000/mm^3 以上の白血球増多がある．
  5）強い腹痛がある．
- 軽症の「発熱」「頻脈」「貧血」の（－）とは，37.5℃以上の発熱がない，90/min 以上の頻脈がない，Hb 10g/dL 以下の貧血がない，という意味である．

［松井敏幸：潰瘍性大腸炎の診断基準改訂（案）．難治性炎症性腸管障害に関する調査研究班（渡辺班）平成21年度分担報告書，p27-28，2010］

表2 潰瘍性大腸炎の内科治療指針（2010年）

寛解導入療法		軽症	中等症	重症	劇症
左側大腸炎型・全大腸炎型		経口剤：5-ASA 製剤 注腸剤：5-ASA 注腸，ステロイド注腸 ※中等症で炎症反応が強い場合や上記で改善ない場合はプレドニゾロン経口投与 ※さらに改善がなければ重症またステロイド抵抗例への治療を行う		・プレドニゾロン経口あるいは点滴静注 ※状態に応じ以下の薬剤を併用 　経口剤：5-ASA 製剤 　注腸剤：5-ASA 注腸 ※改善がなければ劇症またはステロイド抵抗例の治療を行う ※状態により手術適応の検討	・緊急手術の適応を検討 ※外科医と連携のもと，状況が許せば以下の治療を試みてもよい 　・強力静注療法 　・血球成分除去療法 　・シクロスポリン持続静注療法* ※上記で改善がなければ手術
直腸炎		経口剤：5-ASA 製剤 坐　剤：5-ASA 坐剤，ステロイド坐剤 注腸剤：5-ASA 注腸，ステロイド注腸		※安易なステロイド全身投与は避ける	
難治例		ステロイド依存例		ステロイド抵抗例	
		免疫調節薬：アザチオプリン・6-MP* ※上記で改善しない場合は，血球成分除去療法・タクロリムス経口・インフリキシマブ点滴静注を考慮してもよい		中等症：血球成分除去療法・タクロリムス経口・インフリキシマブ点滴静注 重　症：血球成分除去療法・タクロリムス経口・インフリキシマブ点滴静注・シクロスポリン持続静注療法* ※アザチオプリン・6-MP*の併用を考慮 ※改善がなければ手術を考慮	
寛解維持療法					
		非難治例		難治例	
		5-ASA 経口製剤 5-ASA 局所製剤		5-ASA 製剤（経口・局所製剤） 免疫調節薬（アザチオプリン，6-MP*），インフリキシマブ点滴静注**	

*：現在保険適用には含まれていない，**：インフリキシマブで寛解導入した場合
5-ASA 経口製剤：ペンタサ®錠，サラゾピリン®錠，アサコール®錠
5-ASA 局所製剤：ペンタサ®注腸，サラゾピリン®坐剤
ステロイド局所製剤：プレドネマ®注腸，ステロネマ®注腸，リンデロン®坐剤
※治療原則：内科治療への反応性や薬物による副作用あるいは合併症などに注意し，必要に応じて専門家の意見を聞き，外科治療のタイミングなどを誤らないようにする．薬用量や治療の使い分け，小児や外科治療などの詳細は本書を参照のこと．

［潰瘍性大腸炎・クローン病，平成22年度治療指針，難治性炎症性腸管障害に関する調査研究班（渡辺班）平成22年度分担研究報告書，別冊，2011］

2. 潰瘍性大腸炎の治療法

　潰瘍性大腸炎の治療方針は，重症度と病変範囲により決定する（**表2**）．ペンタサ®やアサコール®などの 5-アミノサリチル酸製剤は，潰瘍性大腸炎の基本的な薬剤である．これで寛解導入されない場合は，ステロイド治療が適応となる．ステロイド依存例やステロイド抵抗例では，免疫調節薬や血球成分除去療法などが選択される．
　このように，潰瘍性大腸炎の治療は薬物療法が中心であり，**成分栄養剤を用いた経腸栄養法**により寛解導入される疾患ではない．

3. 潰瘍性大腸炎の栄養管理
a. 活動期

　栄養療法そのものに**寛解導入効果**や**寛解維持効果**は認められないが，重症や劇症など，経口摂取が不能な症例では，腸管安静のために中心静脈栄養（total parenteral nutrition：TPN）を施行する（☞ハンドブック；p367）．粘血便がみられても，すべての症例に静脈栄養が適応になるわけではない．
　Harris-Benedict の式から求めた基礎エネルギー消費量（basal energy expenditure：BEE）から算出する場合，活動係数とストレス係数 1.1～1.3 を乗じる．簡易式で求める場合，体重当たり 30～35kcal/kg 体重/day とし[2]，2,000kcal/day 以上を維持量とすることが推奨される[3]（☞ハンドブック；p369）．

アミノ酸投与量は，腸粘膜病変からの出血やタンパク漏出によるタンパク質の喪失を考慮して1.5〜2.0g/kg 体重/day とし，総エネルギーの12〜15%をアミノ酸で投与する．頻回の下痢や下血による電解質異常の補正に努め，低アルブミン血症に対しては適宜アルブミン製剤も用いる．また，通常のTPNと同様に，総エネルギーの10〜30%は**脂肪乳剤**の経静脈投与で補充するのが基本である（☞ハンドブック；p369）．脂肪乳剤で潰瘍性大腸炎が悪化するという報告はない．

b. 寛解期

腹痛や下痢，粘血便が改善したら，徐々に食事を開始する．その際，動物性脂肪の摂取や乳酸品は下痢を助長しやすいので控えめにする．食物繊維を制限する必要はなく，プレバイオティクスとしての有用性が確認されている．潰瘍性大腸炎では，栄養のバランスに注意するが，特別な食事制限は必要としない．

完全静脈栄養から食事開始までの移行期，軽症や中等症例の腸管安静，補助療法として経腸栄養が行われることもあるが，潰瘍性大腸炎では寛解維持療法としての意義はない（☞ハンドブック；p369）．

解答 b

a. ~~肉眼的な血便があれば静脈栄養を行う~~．➡静脈栄養の適応は重症や中等症難治例のみ．
b. 静脈栄養では脂肪乳剤を併用する．
c. ~~成分栄養法により高率に寛解導入される~~．➡クローン病と異なり，寛解導入効果はない．
d. 活動期のタンパク質（アミノ酸）量は ~~1.0g/kg 体重/day 程度~~ 1.5〜2.0g/kg 体重/day とする．
e. ~~在宅経腸栄養法は寛解維持に有用である~~．➡クローン病と異なり，寛解維持効果はない．

参考文献

1) 松井敏幸：潰瘍性大腸炎の診断基準改訂（案）．難治性炎症性腸管障害に関する調査研究班（渡辺班）平成21年度分担報告書，p27-28, 2010
2) Sasaki M et al：Energy expenditure in Japanese patients with severe or moderate ulcerative colitis. J Clin Biochem Nutr 47：32-36, 2010
3) 潰瘍性大腸炎・クローン病，平成22年度治療指針，難治性炎症性腸管障害に関する調査研究班（渡辺班）平成22年度分担研究報告書，別冊，2011

問 56

クローン病にみられる病態として誤っているのはどれか

a. 体重減少
b. 脂肪の消化吸収障害
c. タンパク漏出性胃腸症
d. ブドウ糖の吸収障害
e. 脂溶性ビタミンの吸収障害

◆ 解 説 （☞ ハンドブック；p361〜365）

　　クローン病にみられる病態に関する問題である．クローン病は，成分栄養法などによる栄養療法が寛解導入および寛解維持に有用な疾患であり，栄養管理が重要である．クローン病は多彩な栄養障害を呈する疾患であり，栄養障害の機序について理解することは大切である．

1. クローン病の症状：体重減少

　　クローン病にみられる代表的な症状は，腹痛，**体重減少**，下痢である．松井らの報告[1]によると，体重減少がみられるのはクローン病の72.1％であり，なかでも小腸大腸型では80％以上にみられる症状である（表1）．ESPENからの報告[2]でも，クローン病における体重減少は65〜75％であり，潰瘍性大腸炎より高頻度で認められる症状である．クローン病で体重減少をきたす要因としては，下痢や腹痛に伴う経口摂取の不足，消化吸収障害などが挙げられる．健常者に比べると，クローン病では体重当たりの**安静時消費エネルギー量（resting energy expenditure：REE）**が高いが，BMI（body mass index）別のREEを比較した結果からは，エネルギー代謝の変化は体重減少の主要因ではないと考えられる[3]．

2. クローン病における消化吸収障害

　　吸収不良症候群は，各種栄養素の消化吸収が障害され，低栄養や欠乏症状を呈する疾患群を総称したものであり，単一の栄養素の消化吸収のみが障害される場合と，複合的な消化吸収障害を認める場合とがある．前者に代表されるのは，ラクターゼの活性低下に伴う乳糖不耐症である．一方，後者には，短腸症候群により小腸における栄養素の吸収機能が低下した場合や，膵酵素の分泌低下により消化機能が低下した病態などがある．

表1 クローン病診断時における臨床症状と検査成績（病型別比較）

	全例(n=203)	小腸型(n=81)	大腸型(n=24)	小腸大腸型(n=61)
腹痛	76.4%	77.7%	75.0%	78.7%
体重減少	72.1%	68.4%	72.7%	83.9%
下痢	68.0%	60.5%	83.3%	75.4%
発熱	55.4%	53.2%	62.5%	60.3%
全身倦怠感	51.9%	47.9%	68.2%	57.9%
貧血	45.8%	41.6%	62.5%	53.6%
食欲不振	44.0%	40.3%	42.9%	50.9%
腹部不快感	39.9%	34.7%	50.0%	43.1%
血便	20.6%	22.1%	43.5%	17.5%

［松井敏幸：臨床像，症状，経過，自然史．炎症性腸疾患：潰瘍性大腸炎とCrohn病のすべて，武藤徹一郎ほか（編），医学書院，東京，p121-125，1999］

表2 吸収不良症候群の病態

1. 管腔内消化障害型
a．乳化障害（Billroth I 法術後）
b．消化液と食塊のタイミング不調（Billroth II 法術後，胃全摘後）
c．管腔内 pH の低下（Zollinger-Ellison 症候群）
d．膵外分泌機能不全（慢性膵炎，膵切除後）
e．胆汁分泌不全（閉塞性黄疸，胆摘後）
f．胆汁酸プールの減少
g．腸内容通過時間の短絡（カルチノイド症候群，糖尿病）
h．管腔内細菌叢異常（盲管症候群，慢性偽閉塞）
2. 腸粘膜消化吸収障害型
a．刷子縁膜酵素の欠損または低下（二糖類分解酵素欠損症など）
b．輸送担体障害（グルコース・ガラクトース吸収障害，Hartnup 病など）
c．細胞内代謝障害（無β-リポタンパク血症）
d．吸収面積減少（Celiac 病，H 鎖病，アミロイドーシス，強皮症，Whipple 病，クローン病，腸結核，好酸球性胃腸炎，短腸症候群，原虫感染症，制癌薬などによる腸粘膜障害）
3. 輸送経路障害型
a．リンパ管系異常（腸リンパ管拡張症，腸リンパ管形成不全）
b．血管系異常（慢性腸間膜静脈血栓症，慢性腸間膜動脈閉塞症）

［佐々木雅也：吸収不良症候群．静脈・経腸栄養，第 3 版．日本臨牀 68（増刊号 3）：344-348，2010］

表3 タンパク漏出性胃腸症の病態と疾患

1. リンパ管の拡張が関与する病態
原発性リンパ管拡張症，炎症によるリンパ管異常，後腹膜線維症，Whipple 病，腫瘍によるリンパ管閉塞（悪性リンパ腫など），心不全（収縮性心外膜炎など），Fontan 術後など
2. 消化管の粘膜上皮の異常が関与する病態
クローン病，潰瘍性大腸炎，細菌性腸炎，非特異性多発性小腸潰瘍症，寄生虫感染症，原虫感染症，食道癌，胃癌，大腸癌，小腸癌など
3. 成因不明の病態（一部は血管透過性が関与すると考えられている）
a．胃：Menetrier 病，過形成胃炎，H.pylori 関連胃炎，胃ポリープなど
b．腸：Celiac 病，アレルギー性タンパク漏出性胃腸症，好酸性胃腸炎，blind loop syndrome，小腸狭窄，小腸憩室症，小腸血管腫，大腸絨毛腺腫，Zollinger-Ellison 症候群，大腸ポリポーシスなど
c．全身疾患：cystic fibrosis，Crohnkheite-Canada 症候群，アミロイドーシス，強皮症，関節リウマチ，全身性エリテマトーデス，サルコイドーシス，Sjögren 症候群など
d．治療に関連する病態：下剤の大量投与，乳糖不耐症における乳糖摂取，抗生物質起因性腸炎，腹部放射線照射など

［佐々木雅也ほか：タンパク漏出性胃腸症の成因と疾患．消化器疾患の診断基準，病型分類，重症度の用い方，棟方昭博ほか（編），日本メディカルセンター，東京，p156-158，2006］

　クローン病は吸収不良をきたす疾患であり，吸収面積減少型の病型に分類される（**表2**）[4]．三大栄養素のなかでは，**脂肪の消化吸収機能が最も障害**されやすい．これは，糖質やタンパク質に比べて消化吸収過程が複雑であることが原因である．一方，**ブドウ糖の吸収障害**は，著しい短腸症候群でないかぎり，ほとんど認められない病態である．

　ビタミンは，水溶性ビタミンと脂溶性ビタミンに分類される．脂質の消化吸収障害に伴い，**脂溶性ビタミンの吸収障害**もきたしやすい．

3. タンパク漏出性胃腸症としてのクローン病

クローン病は**タンパク漏出性胃腸症**を呈する代表的な疾患の1つである[5]．これは，活動性病変の潰瘍やびらんからタンパクが漏れるという病態であり，消化吸収障害とはまったく異なった病態である．その機序として，粘膜上皮の炎症や，炎症周囲のリンパ系の異常も関与すると考えられている（**表3**）[6]．診断には，糞便のα_1-アンチトリプシンクリアランスや，^{99m}Tc標識アルブミンを用いたタンパク漏出シンチグラフィーが有用である．

クローン病における静脈栄養，経腸栄養の内容を決定する場合には，以上のような消化吸収障害やタンパク漏出などの病態を理解しておくことが重要である．

解答　d

a. 体重減少
b. 脂肪の消化吸収障害
c. タンパク漏出性胃腸症
d. ~~ブドウ糖の吸収障害~~　➡ ほとんど認められない．
e. 脂溶性ビタミンの吸収障害

参考文献

1) 松井敏幸：臨床像，症状，経過，自然史．炎症性腸疾患：潰瘍性大腸炎と Crohn 病のすべて，武藤徹一郎ほか（編），医学書院，東京，p121-125，1999
2) Lochs H：Nutritional support in inflammatory bowel disease. Basics in Clinical Nutrition, 3rd ed, Sobotka L (ed)，Publishing House Galen, Prague, 2004
3) Sasaki M et al：Energy metabolism in Japanese patients with Crohn's disease. J Clin Biochem Nutr **46**：68-72, 2010
4) 佐々木雅也：吸収不良症候群．静脈・経腸栄養，第3版．日本臨牀 **68**（増刊号3）：344-348，2010
5) 三浦総一郎：消化と吸収：最近のトピックス．日内会誌 **92**：1817-1823，2003
6) 佐々木雅也ほか：タンパク漏出性胃腸症の成因と疾患．消化器疾患の診断基準，病型分類，重症度の用い方，棟方昭博ほか（編），日本メディカルセンター，東京，p156-158，2006

問 57

糖尿病の栄養指導について正しいのはどれか

a. 総エネルギーは 35〜40kcal/kg 現体重とする．
b. 間食はグリセミックインデックス（GI）の高いものを勧める．
c. 脂質は総エネルギーの 15〜20％とする．
d. 小児の 2 型糖尿病では摂取エネルギー量を制限する．
e. 糖尿病妊婦の食事は分食を基本とする．

◆ 解 説

糖尿病の栄養指導に関する問題である．糖尿病患者は成人だけでなく，若年者の間でも年々増加している．また，糖尿病患者が妊娠した場合や慢性膵炎に合併する糖尿病の場合は，患者背景を十分考慮した栄養指導が必要となる．

1. 食事療法の基本 （☞ハンドブック；p403）

エネルギー摂取量の算出は食事療法の基本であり，糖尿病では**身体活動**と**標準体重**を基にエネルギー摂取量を決定する．**軽労作の場合は 25〜30kcal/kg 標準体重**とし，1 日中立ち仕事などの**中等度の労作の場合は 30〜35kcal/kg 標準体重**とする．また，栄養素の配分は，糖質：**脂質**：タンパク質＝55〜60％：**20〜25％**：15〜20％とする．なお，持続性のタンパク尿などを認めた場合は，腎障害の病期に応じてタンパク質摂取量を制限する必要がある．

2. グリセミックインデックス（GI）（☞ハンドブック；p399, 404）

グリセミックインデックス（glycemic index：GI）は Jenkins らによって提唱された概念で，ブドウ糖摂取後の血糖上昇を GI 100 として，各食物摂取後の血糖上昇を評価する指標である[1]．食物繊維を多く含む食品は GI が低い傾向にある．GI が低いほど食後血糖値の上昇が緩徐な食品であり，糖尿病患者には **GI の低い食品**が推奨される（図1）．また，炭水化物の摂取量も血糖値

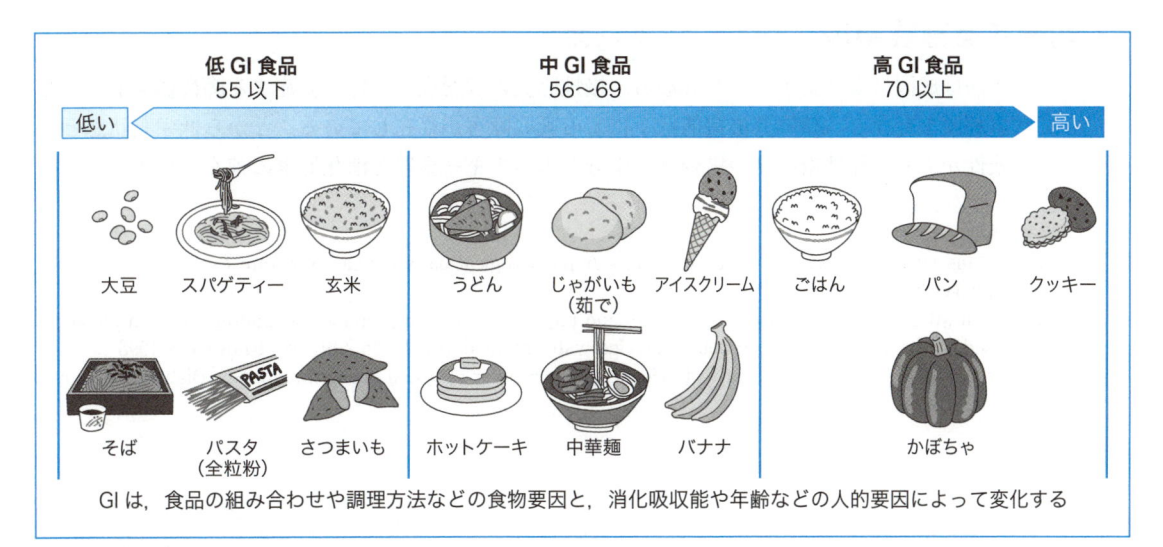

低 GI 食品 55 以下	中 GI 食品 56〜69	高 GI 食品 70 以上
大豆、スパゲティー、玄米、そば、パスタ（全粒粉）、さつまいも	うどん、じゃがいも（茹で）、アイスクリーム、ホットケーキ、中華麺、バナナ	ごはん、パン、クッキー、かぼちゃ

GI は，食品の組み合わせや調理方法などの食物要因と，消化吸収能や年齢などの人的要因によって変化する

図1 食品の GI

に影響を及ぼすことから，食物に含まれる炭水化物量とグリセミック指数を掛け合わせた**グリセミックロード（glycemic load：GL）**が摂取炭水化物量の指標として考案されている．

3．小児の 2 型糖尿病

成長期にある<u>小児の 2 型糖尿病</u>では，食事摂取基準を下回るような**摂取エネルギー量の制限を指導してはならない**[2]．偏食や間食などが糖尿病の原因となっている場合も少なくなく，栄養配分や食習慣の是正に注意を払う必要がある．

4．糖尿病妊婦の食事療法

<u>糖尿病妊婦</u>とは，妊娠後に初めて発見された糖尿病（**妊娠糖尿病**）とは異なり，糖尿病である女性が妊娠した場合を意味し，**糖尿病合併妊娠**とも呼ばれる．糖尿病妊婦における血糖コントロールの悪化は，母体の高血圧症，腎症，眼症などのリスクを高めるだけでなく，胎児の先天奇形や流産，巨大児や新生児低血糖などのリスクも高める[3]．

糖尿病妊婦においても糖尿病の基本治療は食事療法であるが，胎児の発育を確保する必要があるため，エネルギー摂取量の算出は非妊娠時の**標準体重×30kcal＋付加量（妊娠前半：150kcal，妊娠後半：350kcal）**とする．また，血糖値の上昇を抑えるため 1 日 6 回の**分食**を基本とする．

解　答　■■■ e

a．総エネルギーは ~~35～40kcal/kg 現体重~~ **25～30kcal/kg 標準体重**とする．
b．間食はグリセミックインデックス（GI）の ~~高い~~ **低い**ものを勧める．
c．脂質は総エネルギーの ~~15～20%~~ **20～25%**とする．
d．小児の 2 型糖尿病では ~~摂取エネルギー量を制限する~~ **成長に必要なエネルギーを考慮し，食事指導を行う**．
e．糖尿病妊婦の食事は分食を基本とする．

◆ 関連する重要事項（☞ハンドブック；p357）

糖尿病は成因により食事療法が異なる．慢性膵炎の病期進展に伴い発症する**膵性糖尿病**に対して食事制限を行うと，膵外分泌機能低下による吸収障害が存在していることから低栄養状態となる危険性がある．膵性糖尿病の場合は，十分なエネルギー摂取と消化酵素の補充が推奨される．

参考文献

1) Jenkins DJ et al：Glycemic index of foods：A physiological basis for carbohydrate exchange. Am J Clin Nutr **34**：362-366, 1981
2) Goran MI et al：Total energy expenditure and physical activity in prepubertal children：Recent advances based on the application of the doubly labeled water method. Am J Clin Nutr **68**：944S-949S, 1998
3) King JC：New National Academy of Sciences guidelines for nutrition during pregnancy. Diabetes **40**（Suppl 2）：151, 1991

問 58

COPD 患者の栄養障害について正しいのはどれか

a. 安定期では血清アルブミンの減少が高率にみられる．
b. 血漿中の分岐鎖アミノ酸は増加する．
c. REE/BEE は体重減少群で低下する．
d. 健康関連 QOL は体脂肪量の減少と強く関連する．
e. tumor necrosis factor-α（TNF-α）の増加が原因となる．

◆ 解説

1. COPD 患者の栄養評価（☞ハンドブック；p414）

日本呼吸器学会のガイドラインでは，慢性閉塞性肺疾患（chronic obstructive pulmonary disease：COPD）患者で推奨される栄養評価項目を，①必須の項目，②行うことが望ましい項目，③可能であれば行う項目に分類し，段階的に記載している（☞ハンドブック；p416，表 1「推奨される栄養評価項目」）．2008（平成 20）年度の呼吸不全に関する調査研究班の報告では，軽症・中等症患者が約 7 割を占めていたにもかかわらず，体重減少［BMI（body mass index）＜20］が約 30％の患者に認められた．体重減少は閉塞性換気障害の指標である対標準 1 秒量（%FEV₁）の低下と関連しており，最重症患者（%FEV₁＜30％）では約 60％と高率な体重減少が認められた．体成分分析では**除脂肪体重（lean body mass：LBM）**や**体脂肪量（fat mass：FM）**の減少に加えて，骨塩量（bone mineral content：BMC）の減少も認められた．FM の減少は軽度の体重減少［80％≦%IBW（ideal body weight，理想体重）＜90％］から認められ，LBM と BMC の減少は中等度以上の体重減少（%IBW＜80％）で明確となる．内臓タンパクでは安定期には**血清アルブミン**の低下は認めず，rapid turnover protein（RTP）であるプレアルブミン，レチノール結合タンパクが低下を示す．血漿アミノ酸分析では，**分岐鎖アミノ酸（branched chain amino acid：BCAA）**の低下に基づく BCAA/芳香族アミノ酸（aromatic amino acid：AAA）比の低下を認める．すなわち，安定期 COPD 患者は RTP の低下とアミノ酸インバランスを伴うマラスムス型のタンパクエネルギー栄養障害（protein energy malnutrition：PEM）を呈している．

2. 栄養障害と病態の関連（☞ハンドブック；p415）

LBM は筋タンパク量の指標であり，閉塞性換気障害（FEV₁）や肺過膨張（RV/TLC）などの呼吸機能指標や呼吸筋力と相関を示し，最大酸素摂取量（V̇o₂max）や 6 分間歩行距離の規定因子となる．したがって，栄養障害に伴う LBM の減少は生理機能の低下に直結する．

COPD に特異的な質問票である St. George's respiratory questionnaire（SGRQ）や chronic respiratory questionnaire（CRQ）で評価した**健康関連 QOL（health-related quality of life：HRQOL）**の低下は，呼吸機能障害よりも体重や LBM の減少と強い関連を認める．これは栄養障害が HRQOL を低下させる要因であることを示唆している．このように COPD 患者の生理機能および HRQOL の低下は，LBM の減少を介して栄養障害と密接に関連している．

3. 栄養障害の原因

COPD での栄養障害は複合的要因によって引き起こされる（図 1）．主として代謝亢進に起因するエネルギーインバランスや**全身性炎症**，内分泌ホルモンの分泌動態変化などが関与している．

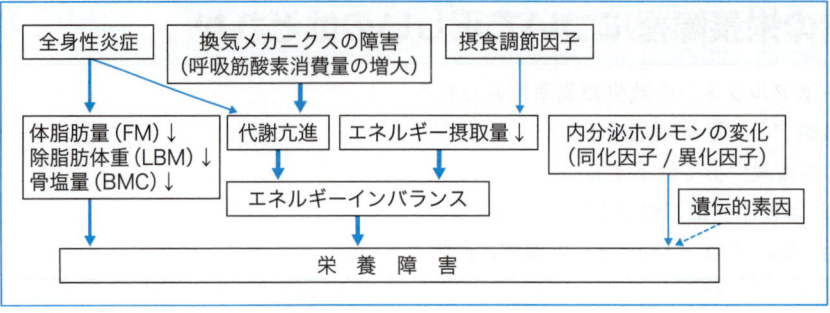

図1 COPDにおける栄養障害のメカニズム

a. 代謝亢進

安静時エネルギー消費量（resting energy expenditure：REE） は，COPD患者では年齢をマッチさせた健常対照と比較して，実測値および予測値に対する比率（**REE/BEE**）ともに有意に増大している．体重減少群では，非減少群と比較してむしろ有意に増大している．REEの増大は，閉塞性換気障害や肺過膨張などの mechanical disadvantage に基づく呼吸筋酸素消費量の増大が主因と考えられる．

b. 全身性炎症

tumor necrosis factor-α（TNF-α） や interleukin-6（IL-6）などの**炎症性サイトカイン**の血中濃度の上昇がみられ，これらの上昇はFMやLBMの減少と関連し，BMCが減少する一因ともなる．炎症性サイトカインは摂食抑制に働くことや，栄養補給療法の効果を低下させる可能性もある．

解 答 ■■■ e

a. 安定期では血清アルブミンの減少が高率にみられる　**がみられるのは低率である**．
b. 血漿中の分岐鎖アミノ酸は増加する　**減少する**．
c. REE/BEEは体重減少群で低下する　**上昇する**．
d. 健康関連QOLは体脂肪量　**除脂肪体重**の減少と強く関連する．
e. tumor necrosis factor-α（TNF-α）の増加が原因となる．

◆ 関連する重要事項

BMIおよびBODE index（☞ハンドブック；p415）はCOPD患者の予後因子として重要であり，LBMは体重よりも有用な予後因子となる．内分泌ホルモンでは同化因子に対して異化因子が優位となっていることや，摂食調節因子の動態の変化も栄養障害に関与している．

参考文献
1) 日本呼吸器学会COPDガイドライン第3版作成委員会：COPD（慢性閉塞性肺疾患）診断と治療のためのガイドライン，メディカルレビュー社，東京，2009
2) 日本呼吸ケア・リハビリテーション学会呼吸リハビリテーション委員会ほか（編）：呼吸リハビリテーションマニュアル：患者教育の考え方と実践，照林社，東京，2007
3) 吉川雅則ほか：呼吸不全（慢性閉塞性肺疾患），新臨床栄養学，岡田 正ほか（編），医学書院，東京，p441-446，2011

問59

bacterial translocation を助長するのはどれか

a. プロバイオティクス
b. プレバイオティクス
c. 食物繊維
d. グルタミン
e. 静脈栄養

◆ 解説

bacterial translocation の機序と投与栄養の内容に関する問題である．

1. bacterial translocation

bacterial translocation は，腸粘膜のバリアが種々の要因で傷害され，腸内細菌，エンドトキシン，真菌を含めたすべての微生物およびその菌体成分の腸管内腔から全身への移行という概念に拡大され，**microbial translocation** と再定義されている．腸粘膜上皮細胞の toll-like receptor からの細胞内刺激伝達系を介したサイトカイン産生と腸粘膜免疫系の活性化からの病態として，**全身性炎症反応症候群（systemic inflammatory response syndrome：SIRS）**，**多臓器不全（multiple organ failure：MOF）** との関連が重要である（図1）．

その要因を腸管内，腸粘膜，全身に分けて表1に示した．疾患との関連では，①外傷，熱傷，ショック，大侵襲手術などの救急あるいは外科領域，② bacterial translocation を生じる代表的な消化器疾患である重症急性膵炎，③門脈圧亢進症や胆汁うっ滞を生じる慢性肝疾患，急性肝不

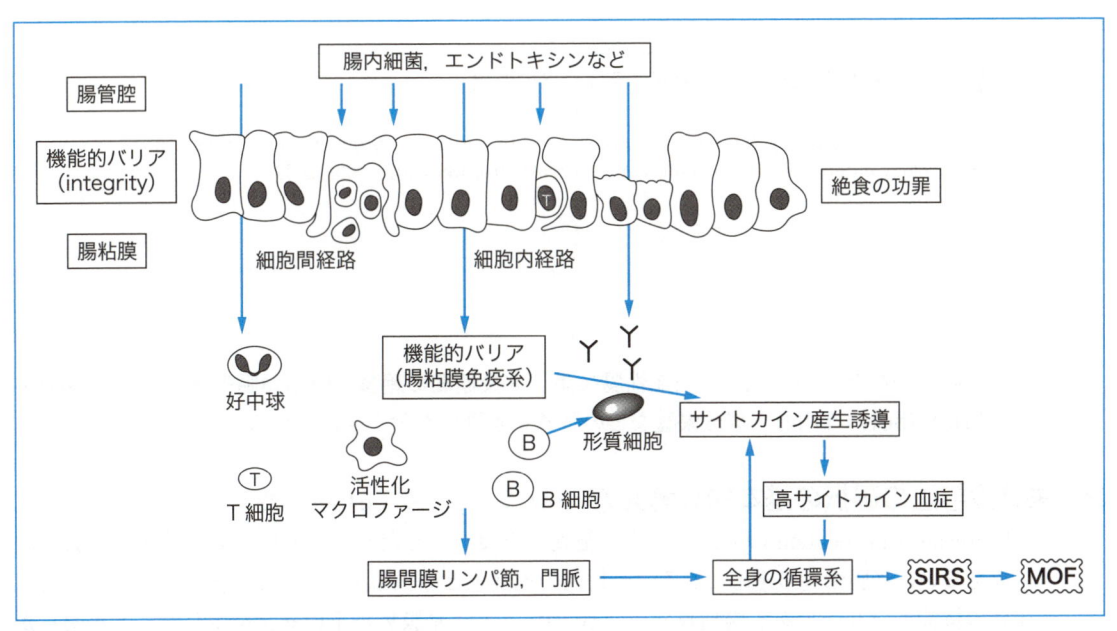

図1 bacterial translocation の病態
SIRS：全身性炎症反応症候群，MOF：多臓器不全
（馬場忠雄ほか：Bacterial translocation の基礎と臨床．日消誌 100：957-964, 2003）

表1 bacterial translocation の要因

腸管内の要因	腸粘膜の要因	全身の要因
腸内細菌叢の異常 腸管内圧の上昇	腸粘膜上皮の障害（炎症性腸疾患など） 腸粘膜の萎縮（TPN, ED など） 腸粘膜の血流障害 腸粘膜の免疫異常（グルタミン不足など） tight junction の異常	免疫能の低下（薬剤, 放射線など） 感染症 外傷, 熱傷, 手術 低酸素血症 肝障害, 腎不全

TPN：中心静脈栄養，ED：成分栄養剤
（馬場忠雄ほか：Bacterial translocation の基礎と臨床．日消誌 100：957-964, 2003）

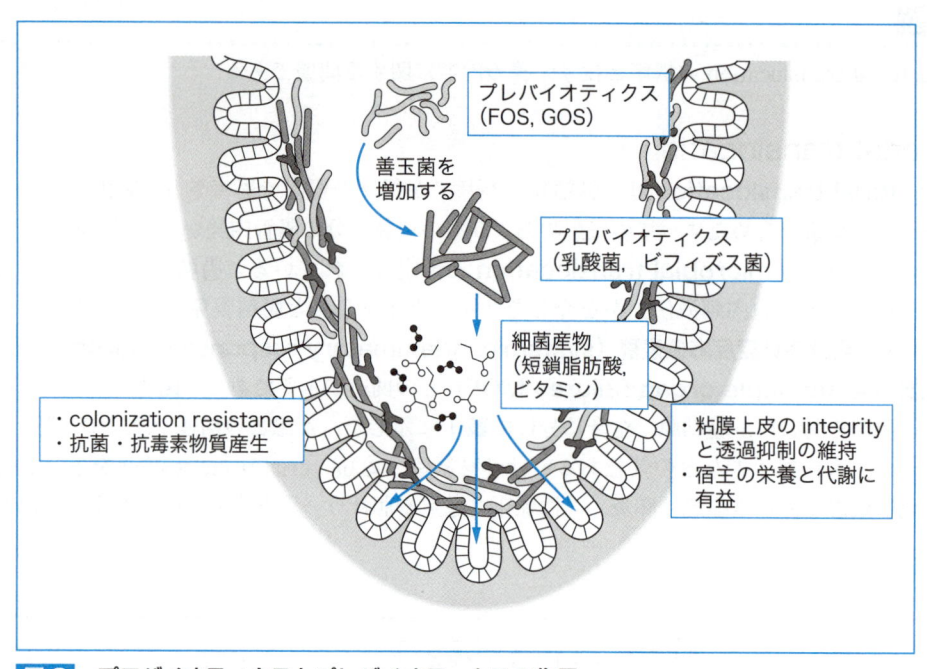

図2 プロバイオティクスとプレバイオティクスの作用
FOS：フラクトオリゴ糖，GOS：ガラクトオリゴ糖
(Preidis GA et al：Targeting the human microbiome with antibiotics, probiotics, and prebiotics：Gastroenterology enters the metagenomics era. Gastroenterol 136：2015-2031, 2009)

全，肝切除後などの肝疾患，④炎症性腸疾患，⑤**長期間の絶食**，**中心静脈栄養（total parenteral nutrition：TPN）**，**成分栄養**などの特殊栄養管理などが挙げられる．

2. 栄養投与法の選択の基本的な考え方 （☞ハンドブック；p169〜173）

　　bacterial translocation の要因の多くは絶食水を要し，したがって非経口的栄養すなわち静脈栄養あるいは経腸栄養の適応となる．長期間の絶食水と静脈栄養は，腸粘膜萎縮を引き起こし，腸管の機能的バリアである腸粘膜 integrity の低下と腸粘膜免疫系の異常を生じることが明らかである．したがって非経口栄養投与には，経腸栄養が非適応となる条件を満たす場合にかぎって静脈栄養を行うという大原則がある．

3. グルタミン, 食物繊維, プロバイオティクス, プレバイオティクス[2] (☞ハンドブック; p193〜195)

グルタミン, **食物繊維**, **プロバイオティクス**, **プレバイオティクス**は, bacterial translocation の予防と治療に有効な栄養成分として, 以前から有効性が明らかにされている.

グルタミンは侵襲下において需要が増し, **条件付き必須アミノ酸**と呼ばれ, 腸粘膜細胞およびリンパ球やマクロファージの重要なエネルギー源であり, タンパク合成, プリン・ピリミジン合成にも用いられる. **アルギニン**も, グルタミンと同様に免疫能を強化する栄養基質で, **免疫増強経腸栄養剤**の成分として重要である.

腸内細菌叢の是正に関しては, いわゆる**善玉菌**を生菌として投与するプロバイオティクスと, プロバイオティクスによって利用される食物繊維などのプレバイオティクスを投与することが行われる. 両者を同時に投与することを**シンバイオティクス**と呼び, 外科侵襲下での投与の有効性が明らかにされている[2]. それらの効果に関しては, プロバイオティクスである細菌の産物である**短鎖脂肪酸**や各種のビタミンなどが腸粘膜 integrity と透過性抑制を維持すること, プロバイオティクスによる colonization resistance, 抗菌・抗毒素物質の産生が相まって, 宿主の栄養と代謝に有益な効果をもたらすと理解されている (図2)[3].

解 答 ■■■ e

a. **プロバイオティクス** ➡**抑制する**.
b. **プレバイオティクス** ➡**抑制する**.
c. **食物繊維** ➡**抑制する**.
d. **グルタミン** ➡**抑制する**.
e. 静脈栄養

参考文献
1) 馬場忠雄ほか:Bacterial translocation の基礎と臨床. 日消誌 **100**:957-964, 2003
2) 宇佐美 眞ほか:侵襲下における microbial translocation の up-to-date:腸内細菌コントロール. 外科と代謝・栄 **39**:211-223, 2007
3) Preidis GA et al:Targeting the human microbiome with antibiotics, probiotics, and prebiotics:Gastroenterology enters the metagenomics era. Gastroenterol **136**:2015-2031, 2009

問 60

次の記述のうち，下線部が正しいのはどれか

> 免疫増強栄養療法は，アルギニン，グルタミン，(a)リノール酸，(b)葉酸などが強化された栄養剤（IED）を用いて，侵襲に対する生体反応を調整することを目的としている．外科待機手術患者では，(c)術後投与が推奨され，(d)手術死亡率を減少させることが明らかにされている．一方，(e)重症敗血症患者への使用は慎重に行うべきとされている．

◆ 解説

免疫増強栄養療法（immunonutrition）に関する問題である．免疫増強栄養療法は，侵襲を受けた，あるいはこれから受けることが予想される患者に対する，免疫力の増強による感染症合併症の予防や創傷治癒の促進などを目的とした栄養療法である（☞ハンドブック；p203，204，332，384）．

免疫増強効果を有する特殊栄養素（immunonutrients）には，アルギニン，グルタミン，n-3系脂肪酸，核酸などがあり，これらを組み合わせて配合・強化した経腸栄養剤は免疫増強経腸栄養剤（immune enhancing diet：IED）と呼ばれる（表1，2）．

外科待機手術患者に対するコンセンサスとしては，表3に示した事項が挙げられる．

一方，重症ICU患者，特に敗血症など重症感染症患者に対するアルギニンを含むIEDの投与では，逆に炎症を助長して臓器障害の進行と死亡率の上昇をきたすことが危惧されており，慎重投与することが望まれている．

表1 代表的な免疫増強栄養剤（☞ハンドブック；p205）

製品名	三大栄養素		n-6/n-3	食物繊維など	その他，特徴
アノム® 濃度 1.0kcal/mL 浸透圧 400mOsm/L	P	20	1.93	・水溶性食物繊維（グァーガム）1.06g/P ・オリゴ糖 0.48g/P	・グルタミン 1.5g/P，アルギニン 0.92g/P，n-3系脂肪酸 0.3g/P，DNA 0.026g/P ・抗酸化作用のあるポリフェノール 110mg/P ・抗酸化ビタミン・微量元素（Cu，Zn，Se，Cr）を強化
	F	25			
	C	55			
インパクト® 濃度 1.0kcal/mL 浸透圧 390mOsm/L	P	22	0.8	—	・L-アルギニン強化（アルギニン 3.2g/P） ・EPA 5.0g/P，n-3系脂肪酸 0.5g/P ・RNA 0.32g/P
	F	25			
	C	53			
イムンα® 濃度 1.25kcal/mL 浸透圧 440mOsm/L	P	21	2.0	・食物繊維 12g/P（大豆ふすま：不溶性63％，水溶性37％） ・オリゴ糖 0.6g/P	・グルタミン 1.7g/P，アルギニン 1.32g/P ・n-3系脂肪酸 0.5g/P，MCT 34％含有
	F	27			
	C	52			
サンエット GP® 濃度 1.0kcal/mL 浸透圧 403mOsm/L	P	22	2.1	・水溶性食物繊維（グァーガム分解物）1g/100kcal	・グルタミンペプチドを 1.5g/P ・MCT 23％
	F	23			
	C	55			

［田中芳明ほか：臨栄 104：593-598，2004／田中芳明：NST栄養管理パーフェクトガイド（下），医歯薬出版，東京，2007 より改変］

表2 免疫増強栄養剤の効果（☞ハンドブック；p332）

1. 感染性合併症発生率の低下
2. 在院期間の短縮
3. 抗生物質使用量の減少
4. 人工呼吸器管理期間の短縮
5. 多臓器不全発生率の減少

表3 消化器待機手術患者に対する周術期免疫増強栄養療法に関するASPENのコンセンサス（抜粋）（☞ハンドブック；p384）

1. アルブミンが3.5g/dL未満の中等度以上の栄養障害患者で食道，胃，膵，胆道系の手術患者，およびアルブミンが2.8g/dL未満の高度栄養障害患者で下部消化管手術患者に有用
2. 可能なら術前投与が有効
3. 投与量は，可能なら1,200～1,500mL/day以上，または目標投与量の50～60%
4. 期待される効果は，感染性合併症発生率，在院期間，抗生物質使用量，人工呼吸管理期間，多臓器不全の減少
5. 投与期間は5～10日間，ICU入室中や感染症発生の危険がなくなるまで

[ASPEN committee：JPEN J Parenter Enteral Nutr 25（suppl）：S61-63, 2001]

解 答 ■■■ e

a. リノール酸 ➡ EPAなど．
b. 葉酸 ➡ 核酸など．
c. 術後投与 ➡ 外科待機手術患者では術前投与が推奨されている．
d. 手術死亡率 ➡ 術後感染性合併症を減少させるが，手術死亡率の減少させるまでに至っていない．
e. 重症敗血症患者

◆ 関連する重要事項

　　免疫増強栄養療法は高い臨床効果がみられる半面，不適切な使用は合併症を招く．使用に際しては，十分な病態の理解が不可欠といえる．

参考文献
1) 土師誠二：周術期の免疫栄養療法：適応と功罪．臨外 66：746-749, 2011
2) ASPEN committee：Consensus recommendations from the U.S. summit on immune-enhancing enteral therapy. JPEN J Parenter Enteral Nutr 25（suppl）：S61-63, 2001
3) Weimann M et al：ESPEN Guidelines on Enteral Nutrition：Surgery including organ transplantation. Clin Nutr 25：224-244, 2006

問 61

下記の症例で急速輸液に用いる輸液製剤として正しいのはどれか

生後6ヵ月の男児．発熱，嘔吐，傾眠傾向を主訴に来院．昨夜から嘔吐と39℃台の発熱が出現した．嘔吐は朝まで頻回に認めており，本日，朝から元気がなくウトウトしている．排尿はほとんどなし．大泉門の軽度陥凹を認め，皮膚は乾燥している．体温38.5℃．脈拍152/min，整．血圧80/60mmHg．呼吸数30/min

a. 乳酸リンゲル液
b. 生理食塩液
c. 5％ブドウ糖液
d. 1号液
e. 3号液

◆ 解 説 （☞ハンドブック；p452～456）

小児の脱水症に関する問題である．特に急速輸液に関する知識は重要で，テキストなどで十分に理解しておく必要がある．

1. 小児脱水症の管理 （☞ハンドブック；p453，図1「小児脱水症の輸液療法」）

急速初期輸液には**1号液**もしくは**細胞外液補充液**が用いられるが，**乳酸リンゲル液**や**生理食塩液**などの細胞外液補充液を長時間輸液すると**高ナトリウム血症**を惹起する危険性があるため，著しい**低ナトリウム血症**の場合を除いては1号液を使用すべきである．

5％ブドウ糖液は電解質を含有しないため，単独での使用は不適切である．

1号液は，生理食塩液と5％ブドウ糖液をほぼ1：1で混合している（実際には陰イオンにアルカリ剤であるHCO_3^-を20mEq/L加えているため，Na^+は生理食塩液の半分の濃度より高い90mEq/Lである）．小児では安全にNa^+の補給が可能である．またK^+を含まないため，排尿を認めない場合での高カリウム血症の危険性を回避できる．

小児では，排尿を認めないときのK^+を含む**3号液**の使用は，高カリウム血症を惹起する危険性がある．低張電解質輸液（維持液類）は，電解質による浸透圧が血漿より低いため，細胞内へ移行しやすい．

急速初期輸液中は，
①バイタルサインの変化と利尿の有無を慎重に観察する
②必要であれば採尿パックの貼付や尿道カテーテルを挿入する
③急速初期輸液は2～3時間を目安とする
④3時間以上の急速輸液でも利尿が確認できない場合には，触診やエコーで膀胱容積の増大がないかチェックする
⑤心不全や腎不全が認められる場合には，輸液速度を通常より下げる
などの注意が必要である．

解答 … d

- a. ~~乳酸リンゲル液~~
- b. ~~生理食塩液~~
- c. ~~5％ブドウ糖液~~
- d. １号液
- e. ~~3号液~~

◆ 関連する重要事項

　小児における重篤な脱水症では，循環血液量を回復させ，腎血流量を確保するために急速輸液が行われる．

　細胞外液に類似した製剤（一般に乳酸リンゲル液，新生児から幼児では5～10％ブドウ糖液と生理食塩水を1：1または2：1の割合で混ぜたもの）を，10～30mL/kg体重/hrの速度で投与する．尿量が1mL/kg体重/hr以上確保されれば，循環動態は回復したと考える．尿量が確保できない場合でも緊急輸液は3～4時間を限度とし，いたずらに長時間行わない．尿量が確保されるまでK^+，Mg^{2+}，Ca^{2+}の補給は行わない[1]．

　健康な小児における電解質喪失は，すべて尿からの排泄が基本と考えられるが，前述した脱水症や嘔吐，下痢などの異常な体液の喪失時には，十分な配慮が必要となる．すなわち，排液の電解質濃度をモニタリングし，喪失推定量を1日必要量に加える必要がある．1日必要量はおおむねナトリウム3mEq/kg体重/day，カリウム2mEq/kg体重/day，クロール5mEq/kg体重/dayである．

　低出生体重児では，腎臓でのナトリウム再吸収能が未熟であるため，低ナトリウム血症をきたしやすく，組織の発育不良や発達に有害な影響を及ぼす．これは，ナトリウム摂取量の増加により改善される[2]．

参考文献
1) 高松英夫：手術前後の処置，輸液，標準小児外科学，第4版，岡田　正（編），医学書院，東京，p22-34，2002
2) Haycock GB：The influence of sodium on growth in infancy. Pediatr Nephrol **7**：871-875, 1993

問 62

下記の症例における問題点はどれか

65歳男性．体重60kg．膵頭十二指腸切除術を施行され，術後3日目に中心静脈栄養（TPN）が開始されることになった．Harris-Benedictの式から求めた基礎エネルギー消費量（BEE）は1,150kcal/dayで，活動係数は1.2，ストレス係数は1.5に設定された．高カロリー輸液キット製剤2号液（グルコース175g，アミノ酸30g，Na 50mEq含有）が2パック，20％脂肪乳剤200mL/dayが初期投与量に設定された．

a. エネルギーが不足している．
b. NPC/N比が低い．
c. 脂肪量が不足している．
d. グルコースが過剰である．
e. ナトリウムが過剰である．

◆ 解 説

高度侵襲手術の術後栄養管理の要点を理解することは極めて重要である．侵襲が加わっていないときと比較して，グルコースが利用されにくいこと，タンパク質の要求が増すことなどの要点を整理して覚えておく．

1. 術後に施行する中心静脈栄養（TPN）の組成の組み立て方

術後栄養管理に用いる**中心静脈栄養（total potential nutrition：TPN）**に関する問題である．術後3日目に至って循環動態は安定しているが，何らかの理由で経腸栄養や経口摂取の開始を控えていると考えられる．

基礎エネルギー消費量（basal energy expenditure：BEE）［1,150kcal/day］に**活動係数**［1.2］，**ストレス係数**［1.5］を乗じて得られる**総エネルギー消費量（total energy expenditure：TEE）**は2,070kcal/dayである．通常TPNは，目標投与量の60％前後から開始する．したがって，この症例の**初期投与量**は約1,240kcal/dayに設定する．また，**NPC/N比**は120〜130，総エネルギー投与量に占める**脂肪の割合**は25〜30％とする．**グルコース**175g，**アミノ酸**50g/day，**20％脂肪乳剤**150mLで，NPC/N比は125，総エネルギー投与量の24％が脂肪となる．この量のグルコースを24時間持続投与した場合，グルコースの投与速度は2mg/kg体重/minになる．血糖値をみながらfull doseまで増量していく．術後7〜10日で目標量に達することができれば十分である．

2. 設問中のTPN組成とその問題点

1パック中にグルコース175g，アミノ酸30g，Na 50mEqを含む高カロリー輸液キット製剤2パックと20％脂肪乳剤200mLの組成をみてみる．総エネルギー投与量は2,040kcal，NPC/N比は187.5，ナトリウムは100mEqとなる．また，グルコースは350g投与されるので，24時間同じ速度で点滴しても投与速度は4mg/kg体重/minに及ぶ．これは侵襲時に許容されるグルコースの投与速度の上限であり，容易に高血糖をきたすことになる．

膵頭十二指腸切除術の術後3日目としては，上記の総エネルギー投与量は過剰である．また，相対的にアミノ酸の投与量が不足しているため，組成としてはNPC/N比が高すぎる．膵頭十二

指腸切除術後の TPN では，NPC/N 比として 120〜130 が推奨される．20％脂肪乳剤 200mL は，この時期に投与しても差し支えない量である．少なくとも**脂肪量**は不足していない．ナトリウム 100mEq は，食塩およそ 6g 中に含まれる量である．膵頭十二指腸切除術後 3 日目ではドレーンや膵管チューブなどから**ナトリウム**の非生理的な喪失が続いている．したがって，ナトリウムの投与量は過剰ではない．

解答　d

a. エネルギーが不足している　は不足していない．
b. NPC/N 比が低い　高い．
c. 脂肪量が不足している　は十分である．
d. グルコースが過剰である．
e. ナトリウムが過剰である　は過剰ではない．

関連する重要事項

　非侵襲時に許容されるグルコースの投与速度の上限は 5mg/kg 体重/min である．前述した侵襲時のものと合わせて覚えておく必要がある．ただし，これらの速度を 24 時間持続させると，グルコースの過剰投与をきたす．輸液処方を設計する場合，生体のグルコース消費量を推測する必要がある．なお，術後早期には counter regulatory hormone の分泌が亢進し，内因性のグルコース産生（糖新生）が賦活化される．そのような場合，グルコース投与量を控えることが望ましい．

参考文献
1) 大村健二：栄養管理のプランニング．栄養塾　症例で学ぶクリニカルパール，大村健二（編），p56-63, 医学書院，東京，2010

索 引

和文

あ
亜鉛　18, 29
アシデミア　51, 53
アシドーシス　51, 53
アスパラギン酸　25
アセチルCoA　23, 32, 33, 45
アセチルコリン　6
アニオンギャップ　54
アポリポタンパク　41
アミノ基転移反応　25
アミノ酸　10, 22, 25, 27, 31, 33, 136
　──インバランス　110
アミノペプチダーゼ　10
アミラーゼ　8, 98
アラキドン酸　48
アラニン　25, 31, 32, 65
アルカレミア　51, 53
アルカローシス　51, 53
アルギニノコハク酸　25
アルギニン　25, 28
アルコール　8
アルブミン　12, 59, 61
安静時エネルギー消費量　40, 67, 69
アンモニア　12, 25, 111
　──処理　25

い
胃　4, 8
胃結腸反射　19
胃酸　6
胃食道逆流症　5
イソロイシン　28, 110
1号液　50, 80
一次胆汁酸　14
一過性LES弛緩　5
一価不飽和脂肪酸　43, 48
胃瘻　90
　──カテーテル　84

う
ウロビリノーゲン　15
ウロビリン　15

え
エイコサペンタエン酸　48
栄養器材　84
栄養スクリーニング　72
エタノール　8
エネルギー基質　40, 60, 64
エネルギー消費量　68
エネルギー摂取量　56
塩基性アミノ酸　27
嚥下　2
　──障害　2
　──造影検査　3
　──内視鏡検査　3

お
黄疸　13, 74
嘔吐　52, 88
オキサロ酢酸　23, 24, 31
オリゴ糖　82
オルニチン　25

か
改訂水飲みテスト　3
解糖系　23, 31, 33
潰瘍性大腸炎　104, 119
カイロミクロン　44, 47, 74
ガストリン　6
加速度計法　67
活動係数　69, 136
活動時エネルギー消費量　68
カテーテル　84
　──関連血流感染　86

イン
インスリン　45

下部食道括約筋部　5
カルシウム　16
カルニチン　41
管腔内消化　8
肝硬変　110
肝性脳症　12
間接嚥下訓練　3
間接熱量計　66
間接熱量測定　64, 66
肝臓　12
肝胆汁　14
肝薬物代謝酵素　93
含硫アミノ酸　28

き
キシリトール　40
基礎エネルギー消費量　68, 136
客観的栄養評価　58, 73
吸収不良症候群　122
急性膵炎　106
急性相タンパク　58
経腸栄養剤　104
魚油　48
キロミクロン　10

く
グァーガム　82
クエン酸　23
　──回路　23, 31, 33
グリコーゲン　12, 31, 36
　──合成　33
　──分解　33
グリセミックインデックス　125
グリセミックロード　126
グリセリン　10
グリセロール　31, 33, 42
グルコース　12, 23, 31, 33, 38, 60, 136
　──・アラニンサイクル　32
グルタミン　28, 82, 131
グルタミン酸　25, 82

クレブス回路　23
クロール反応性アルカローシス　54
クロール不応性アルカローシス　54
クローン病　104, 122
グロブリン　12
クロム　18, 30
クワシオルコル　95

け

経鼻胃管　84
血液凝固異常　74
血液凝固能低下　30
血漿浸透圧　50, 79
血漿遊離アミノ酸　110
血清コレステロール低下　30
ケト酸　25
ケトン体　40, 45
　――産生　21, 65
下痢　19, 52, 88
嫌気的解糖　23, 33, 35
健康関連QOL　127

こ

高エネルギーリン酸化合物　60
好気的解糖　33, 35
口腔　8
高クロール性アシドーシス　54
好中球減少　29
高張液　79
高度バリアプレコーション　87
高ビリルビン血症　13
呼吸商　60, 64
呼吸性アシドーシス　51, 54
呼吸性アルカローシス　51, 54
呼吸抑制　52
コハク酸　24
コバラミン　17
コレシストキニン　5, 14
コレステロール　45
　――摂取量　56

さ

サイアミン　17
細胞外液類似液　50
酢酸リンゲル液　50, 80
サクシニルCoA　31
酸・塩基平衡　51, 53
　――異常　54
酸化的脱アミノ反応　25
3号液　50, 81
酸性アミノ酸　27

し

ジアシルグリセロール　44

ジグリセリド　10, 44
脂質　42
　――異常症　30
　――摂取量　56
　――代謝　12, 22, 44
　――メディエーター　48
止瀉薬　89
システイン　100
シトルリン　25
ジペプチド分解酵素　10
脂肪肝　45
脂肪合成　65
脂肪酸　10, 40, 42, 45
　――酸化　45
脂肪族アミノ酸　28
脂肪乳剤　41, 48, 80, 136
脂肪分解　22
脂肪粒子　41, 47
シュウ酸　16
重炭酸イオン　53
　――濃度　51
重炭酸緩衝系　53
十二指腸液　6
主観的包括的アセスメント　72
消化　8
消化器系合併症　88
消化態栄養剤　104
条件付き必須アミノ酸　28, 101, 131
脂溶性ビタミン　17, 74
小腸　8
小児2型糖尿病　126
小児脱水症　134
上腕周囲長　73
食事誘導性熱産生　67, 68
食道裂孔ヘルニア　91
食物繊維　19, 82, 131
　――水解物　83
除脂肪組織量　71
除脂肪体重　70, 127
止痢薬　89
心筋障害　30
侵襲時の代謝反応　21
浸透圧　78
　――比　79
　――平衡　49
シンバイオティクス　20, 131
腎不全　52

す

膵液　6, 14
膵炎　106
推奨量　58
膵性糖尿病　108, 126
膵内外分泌機能不全　108
膵分泌性トリプシンインヒビター　15
水溶性食物繊維　19, 82
水溶性ビタミン　17

ステアリン酸　62
ステルコビリン　15
ストレス係数　69, 136
スレオニン　28

せ

成長曲線　73
成長障害　30
静的栄養指標　73
成分栄養剤　104
生理食塩液　50, 79, 80
セクレチン　6, 14
摂食　2
　――障害　2
セルロース　82
セレン　18, 30
全身性炎症反応症候群　129
善玉菌　131
蠕動　19

そ

総エネルギー消費量　68, 136
総リンパ球数　73
ソマトスタチン　6

た

体液　49, 96
体脂肪量　127
代謝性アシドーシス　51, 54
代謝性アルカローシス　51, 54
代謝的窒素必要量　62
体重　70
　――変化率　71
大腸　9
大腸粘膜上皮細胞　19
耐糖能低下　30
タウリン　100
多価不飽和脂肪酸　43, 48
多臓器不全　129
脱水症　134
短鎖脂肪　46
短鎖脂肪酸　19, 46, 82
胆汁　14
　――排泄障害　29
胆汁酸　14, 74
　――ミセル　43, 47
単純脂質　42
炭水化物摂取量　56
胆石　17
単層円柱上皮　5
短腸症候群　16
単糖類　10
タンパク異化　22
タンパク最低必要投与量　62, 63
タンパク質摂取量　57

タンパク質利用率　62
タンパク代謝　12, 22
　　　——回転　63
タンパク漏出性胃腸症　124

ち

ちぢれ毛病　29
窒素平衡　63
チトクローム P450　93
チモーゲン　14
中鎖脂肪　13, 41, 43, 46
中鎖脂肪酸　12, 19, 40, 41, 46, 47
中心静脈栄養　136
中心静脈カテーテル　84
中性アミノ酸　27
中性脂肪　10, 44
腸肝循環　13, 14, 74
長期飢餓　21
長鎖脂肪　13, 43, 46
長鎖脂肪酸　19, 40
腸内細菌　19
直接嚥下訓練　3
チロシン　100, 110

て

低カリウム血症　94
低張液　79
低張性電解質輸液　80
低マグネシウム血症　94
低リン血症　94
鉄　10, 16
電解質輸液　49, 80
電子伝達系　23, 33

と

銅　18, 29
頭蓋内出血　17
糖吸収阻害薬　113
糖質液　50
糖質過剰投与　38
糖質代謝　12, 21, 33, 35, 38
糖新生　31, 33, 34, 45, 66
透析患者　104, 114
等張液　79
等張性電解質輸液　80
動的栄養指標　73
動的栄養評価　59
糖尿病　125
　　　——妊婦　126
ドコサヘキサエン酸　48
トランスサイレチン　58
トランスフェリン　58
トリアシルグリセロール　44
トリグリセリド　10, 44
トリプシノーゲン　14

トリプシン　15
トリプトファン　28, 110

な

ナイアシン　17
内因子　6
内臓脂肪症候群　116
内臓肥満　117

に

2号液　81
二酸化炭素　53
　　　——産生量　40
　　　——分圧　51
二次胆汁酸　14
二重標識水法　67
二糖類分解酵素　10
日本人の栄養摂取量　56
乳酸　23, 31, 33, 35
　　　——回路　24, 32, 35
　　　——リンゲル液　50, 79
乳糖不耐症　122
乳糖分解酵素　98
乳び血清　47
尿素回路　25
尿中尿素窒素　65
尿路結石　16
妊娠糖尿病　126

は

排便　19
白血球減少　29
バリン　28, 110
パルミチン酸　61, 65
半消化態栄養剤　104
パントテン酸　17
反復唾液嚥下テスト法　3

ひ

ビオチン　17
ヒスタミン　6
ヒスチジン　28, 100
非代償性肝硬変　110
ビタミン　17
　　　—— A　17
　　　—— B_1　10, 17, 35, 39
　　　—— B_1 欠乏症　17, 39
　　　—— B_2　17
　　　—— B_6　17
　　　—— B_{12}　17
　　　—— C　17
　　　—— D　17
　　　—— E　17
ビタミン K　17, 92

　　　——依存性凝固因子　74, 92
　　　——エポキシド還元酵素　92
　　　——欠乏　74, 93
　　　——サイクル　92
非タンパクエネルギー/窒素比　63, 100
非タンパク呼吸商　60, 65
必須アミノ酸　28
必須微量元素　29
肥満　117
ヒューマンカロリーメトリ法　67
標準体重　70
ピリドキシン　17
微量元素　17, 29
　　　——異常　29
ビリルビン　15
　　　——代謝　13
ピルビン酸　23, 31, 33
貧血　29

ふ

フードテスト　3
フェニルアラニン　28, 100, 110
不可避的タンパク喪失量　62
不感蒸泄量　96
複合脂質　42
複合低張性電解質液　50
腹痛　88
腹部膨満　88
ブドウ糖　21, 65
　　　——液　50, 79, 80
フマル酸　25, 31
不溶性食物繊維　19, 82
プレアルブミン　58
ブレスバイブレス法　66
プレバイオティクス　20, 83, 131
プロバイオティクス　20, 83, 131
分岐鎖アミノ酸　12, 28, 110
噴門　4

へ

閉塞性黄疸　13, 74
ペクチン　82
ペプシノーゲン　5, 6
ペプシン　7, 98
ペプチド　10, 27
ペラグラ　17
便秘　88

ほ

芳香族アミノ酸　12, 28, 110
飽和脂肪酸　42, 48
ホスホエノールピルビン酸　31
保存期腎不全　104
ポリデキストロース　82

ま

膜消化　8, 10
マグネシウム　16
末梢静脈カテーテル　84
末梢神経障害　30
マラスムス　95
マンガン　18, 30
慢性腎臓病　114
慢性膵炎　108
慢性閉塞性肺疾患　104, 127

み

ミトコンドリア　33

め

迷走神経刺激　6
メタボリックシンドローム　116
メチオニン　28, 110
免疫増強栄養療法　132
免疫増強経腸栄養剤　131, 132

も

毛髪の赤色化　30
モノアシルグリセロール　44
モノグリセリド　10, 44
モリブデン　18, 30

や

薬物代謝　112

ゆ

誘導脂質　42
幽門　4
輸液ライン　84

よ

溶血性黄疸　13
葉酸　16, 17
ヨウ素　18
予後推定栄養指数　59, 73

ら

ラクターゼ　98
ラクトスクロース　82

り

リジン　28
リパーゼ　6, 13, 98
リポタンパクリパーゼ　45, 98
リボフラビン　17

リンゴ酸　24, 31

れ

レチノール結合タンパク　58

ろ

ロイシン　28, 110

わ

ワルファリン　92

欧文

A

α-ケトグルタル酸　31
activity energy expenditure（AEE）　68
activity index（AI）　69
aerobic glycolysis　33
aminopeptidase　10
anaerobic glycolysis　33
anion gap（AG）　54
aromatic amino acid（AAA）　12, 111
ATP　33, 35

B

β酸化　45
β-ヒドロキシ酪酸　65
bacterial translocation　129
basal energy expenditure（BEE）　68, 136
bitamin K2, 3-epoxide reductase（VKOR）　92
BODE index　128
body cell mass（BCM）　70
body mass index（BMI）　70, 127
branched chain amino acid（BCAA）　12, 28, 110

C

catheter-related blood stream infection（CRBSI）　86
chronic obstructive pulmonary disease（COPD）　104, 127
CO_2　53
　——産生量　40
　——分圧　51
Cori cycle　24, 32, 35

D

diet-induced thermogenesis（DIT）　67, 68
dipeptidase　10
disaccharidase　10

E

energy expenditure（EE）　68
enterohepatic circulation　74

F

fat free mass（FFM）　71
fat mass（FM）　127

Fischer 比　28, 110
food test　3

G

gastroesophageal reflex disease（GERD）　5
gluconeogenesis　33
glycemic index（GI）　125
glycemic load（GL）　126
glycogenesis　33
glycogenolysis　33
glycolysis　33

H

Harris-Benedict の式　70
HCO_3^-　51, 53
health-related quality of life（HRQOL）　128
Henderson-Hasselbalch の式　51

I

immune enhancing diet（IED）　132
immunonutrition　132
intrinsic factor（IF）　6

K

kwashiorkor　95

L

lean body mass（LBM）　70, 127
lipopretein lipase（LPL）　45, 98
long-chain triacylglycerol（LCT）　43, 46
lower esophageal sphincter（LES）　5

M

marasmus　95
maximal barrier precaution（MBP）　87
medium-chain fatty acid（MCFA）　46, 47
medium-chain triacylglycerol（MCT）　41, 43, 46
Menkes 症候群　29
metabolic demands（MD）　62
MNA®　72
modified water swallow test（MWST）　3
monounsaturated fatty acid（MUFA）　43, 48
multiple organ failure（MOF）　129
muscle-liver fuel system　28
MUST　72

N

nitrogen balance　63
non-protein calorie/nitrogen（NPC/N 比）　63, 100, 136
non-protein respiratory quotient（npRQ）　60, 65
NRS2002　72

O

objective data assessment（ODA）　58, 73
obligatory protein loss（OPL）　62
Oddi 括約筋　14

P

pancreatic secretory trypsin inhibitor（PSTI）　15
PEG with jejunal extension（PEG-J）　91
polyunsaturated fatty acid（PUFA）　43, 48
prognostic inflammatory and nutritional index（PINI）　73
prognostic nutritional index（PNI）　59, 73

R

rapid turnover protein（RTP）　58
refeeding syndrome　39, 94
repetitive saliva swallowing test（RSST）　3
respiratory quotient（RQ）　60, 64
resting energy expenditure（REE）　40, 66, 68

S

saturated fatty acid（SFA）　42, 48
short-chain fatty acid（SCFA）　46
short-chain triacylglycerol（SCT）　46
stress index（SI）　68
subjective global assessment（SGA）　72
systemic inflammatory response syndrome（SIRS）　129

T

TCA（tricarboxylic acid）回路　23, 33
total energy expenditure（TEE）　69, 137
total lymphocyte count（TLC）　73
total potential nutrition（TPN）　136
transient lower esophageal sphincter relaxation（TLESR）　5

U

urine urea nitrogen（UNN）　65

V

Vater 乳頭　9
very low density lipoprotein（VLDL）　12
video endoscopy（VE）　3
video fluoroscopy（VF）　3

W

Weir の式　66
Wernicke 脳症　35, 39
Willis 胃斜走筋　5
Wilson 病　29

日本静脈経腸栄養学会認定試験 基本問題集

2012 年 7 月 25 日 第 1 刷発行	編　集 日本静脈経腸栄養学会 認定委員会
2023 年 5 月 22 日 第 8 刷発行	発行者 小立健太
	発行所 株式会社 南 江 堂
	〒113-8410 東京都文京区本郷三丁目42番6号
	☎(出版)03-3811-7236 (営業)03-3811-7239
	ホームページ https://www.nankodo.co.jp/
	印刷・製本 横山印刷

Basal Self Training for Clinical Nutrition
© Japanese Society for Parenteral and Enteral Nutrition, 2012

定価は表紙に表示してあります。　　　　　　　　　　　Printed and Bound in Japan
落丁・乱丁の場合はお取り替えいたします。　　　　　　ISBN978-4-524-26974-7

本書の無断複製を禁じます。
JCOPY〈出版者著作権管理機構 委託出版物〉
本書の無断複製は，著作権法上での例外を除き禁じられています．複製される場合は，そのつど事前に，
出版者著作権管理機構(TEL 03-5244-5088, FAX 03-5244-5089, e-mail: info@jcopy.or.jp)の許諾
を得てください．

本書の複製（複写，スキャン，デジタルデータ化等）を無許諾で行う行為は，著作権法上での限られた
例外（「私的使用のための複製」等）を除き禁じられています．大学，病院，企業等の内部において，業
務上使用する目的で上記の行為を行うことは私的使用には該当せず違法です．また私的使用であっても，
代行業者等の第三者に依頼して上記の行為を行うことは違法です．